ラウール・ジャンディアル　橋本篤史 訳
RAHUL JANDIAL

THIS IS WHY YOU DREAM
夢を見る技術

最新脳神経科学が明かす、
睡眠中の脳の驚くべき力

What Your Sleeping Brain Reveals About Your Waking Life

光文社

ラフール・ジャンディアル　橋本篤史 訳
RAHUL JANDIAL

THIS IS WHY YOU DREAM

夢を見る技術

最新脳神経科学が明かす、睡眠中の脳の驚くべき力

What Your Sleeping Brain Reveals About Your Waking Life

光文社

夢を見る技術

最新脳神経科学が明かす、睡眠中の脳の驚くべき力

THIS IS WHY YOU DREAM
by
Rahul Jandial

First published as *This Is Why You Dream*:
What your sleeping brain reveals about your waking life
in 2024 by Cornerstone Press,
an imprint of Cornerstone.
Cornerstone is part of
the Penguin Random House group of companies.

考える方法を教えてくれた父へ

目次

第5章　夢からわかる健康状態

はじめに　夢は役に立っている

私はこれまでずっと脳のことばかりを考えて生きてきた。メディカルスクールで医学修士（ＭＤ）と医学博士（ＰｈＤ）の課程を修め、現在は神経科学を専門とする外科医兼研究者として、がんなどの病気を抱えた患者の手術を日々行っている。また、自分のラボも運営している。脳の治療と研究に多くの時間を費やしてきた身として、その偉大さには驚嘆せずにいられない。脳について学べば学ぶほど、ますますその魅力に引き込まれ、夢中になっていく。

脳はきわめて複雑な存在だ。何百億個ものニューロン（神経細胞）と、それらをつなげる何兆もの結びつきでできている。しかし、私が今も探求している脳の機能のなかで、ほかの何よりも私の関心をとらえて放さないものがある。それが、夢だ。私は長いあいだ、次のような問いを抱いてきた。なぜ私たちは夢を見るのか？　夢はどうやって生じるのか？　そして、夢にはどんな意味があるのか？　そんなふうに考えているのは、もちろん私だけではない。

夢は古くから神秘の源泉とされてきた。古代エジプト人や哲学者のアリストテレス、作家のチャールズ・ディケンズ、詩人のマヤ・アンジェロウ、映画監督のクリストファー・ノーラン、政治指導者のネルソン・マンデラ、銃撃により急逝したブルックリンのラッパー、ノトーリアス・B．I．G．など、数多くの思想家やアーティストの関心を集めてきた。夢は今でも発明や芸術、医学や心理学、宗教や哲学に影響を与えている。何かの前兆と見なされることもあれば、神々や潜在意識、魂や自己、天使や悪魔からのメッセージと解釈されることもある。また、個々の人生や世界の流れを変えることもある。夢は結婚や商取引を決断させ、曲の歌詞にインスピレーションを与え、科学の進歩を促し、軍事攻撃を敢行させ、精神障害を引き起こしている。

私たちが夢に魅了され、恐れを抱き、刺激を受け、鼓舞されるのは、それがきわめて現実的であると同時に、超現実的な性質を持っているからだ。**私たちは夢の創造者でありながら、その奇妙な筋書きのなかで何もできない登場人物でもある。**夢は私たちの内部から生まれるものだが、一方で私たちから切り離されているようにも感じられる。私たちが思い描くこのホームビデオは、時間や自然の法則にしたがわず、身近でありながらコントロールができない。

英国の詩人バイロン卿は、夢について次のように言い表している。

眠りには独自の世界がある。
荒々しい現実の曠野《こうや》がある。
夢は物語が進むとともに、
涙、苦悩、喜びを生じさせる。
目覚めの思考に重みを残し、
白日の労苦を取り去ってくれる。[1]

夢は往々にして支離滅裂で非論理的なので、夢のなかで感じる悲しみや苦しみ、喜びが自分の内面と結びついているとは信じられないかもしれない。しかし、**夢は自分自身や世界に対する見方を鮮やかに描き出し、私たちの本質や興味、そしてもっとも関心を寄せているものを明らかにしてくれる。**私たちは夢そのものであり、夢もまた私たちそのものなのだ。

夢の創造は一見神秘的に思えるかもしれないが、そのメカニズムは神秘さとはかけ離れている。脳にはつねに電気信号が行き交っており、この電気の波は私たちが生きているあいだずっと流れつづけている。夢は正常な脳の機能によって生み出されるものであり、同時に脳内で起こる驚くべき変化でもある。このような変化は、毎晩眠る際に概日《サーカディアン》リズム（約二四時間ごとの周期でくり返される生物学的リズム）にしたがって生じている。

夢は眠っているあいだに見るものだからとか、目覚めているときのような論理性が欠けているからといって、軽んじてしまってはならない。夢は一つの思考形態であり、その奇抜さから革新的なアイデアが生まれることもある。たとえば、芸術やデザイン、ファッションの分野での目覚ましい進歩は、夢のなかで自然と生まれる発散的思考にもとづくものだ。人類が肉体的な進化を超えて繁栄できたのは、文化や言語、創造性によるところが大きいが、夢はこれらすべての中心に位置している。

現代では、「夢」という言葉にはさまざまな意味があり、多くの場合、希望や理想、幻想、睡眠中に紡がれる鮮やかな物語を表している。近年、神経科学の進歩により、睡眠と覚醒の境界が実はそれほど明確でないことが明らかになった。夢は問題解決だけでなく、楽器や言語、ダンスの習得、スポーツの練習、さらには健康の促進や未来の予測にも役に立つ。また、夢は精神を充実させてくれる。忘れてしまった夢すらも、心を形作り、次の一日に影響を及ぼすことがある。訓練を通じて夢の内容を覚え、予測し、さらに明晰夢という状態ではそれをコントロールすることも可能となる。そして何より重要なことに、夢はときとして最大の贈り物、つまり自己を理解するための知識を提供してくれる。夢を解釈することで、自分の経験を理解し、これまでとは違ったやり方で感情豊かな人生を探求することができる。

夢はとらえどころのない認知の一形態である。夢を見るとき、私たちは外界から切り離され、孤立した状態にある。夢を見ることは主観的な体験であり、さながら観客が自分一人の劇場にいるようなものだ。そのため、夢の研究の多くは実験的検証や科学的考察の埒外にある。本書では、研究の不確かさや研究者間の意見の相違にも触れながら、夢と夢を見ることについての現状を理解し、知識を深めていきたい。また、最新の脳研究と私自身の経験にもとづいた仮説も披露していくつもりだ。本書は、幅広い分野の情報を統合して作り上げたものだ。完成には多大な努力と、それを超える謙虚な心が必要だった。

この本を読みはじめる前に、まず夢という不思議な経験について少しだけ考えてみてほしい。夢を見るとき、私たちは肉体を超越している。ベッドで眠っていることや横になっていることも意識せず、目を閉じたまま周囲の光景を見ている。身体を動かさずに歩いたり走ったり、車を運転したり、さらには飛んだりすることもできる。言葉を発しなくても大切な人と会話し、亡くなった人や会ったことのない人と話すこともできる。また、時間や空間を超えて、過去に戻ったり未来に進んだりすることもできる。今いるところから、長いあいだ訪れていない場所や、現実には存在しない場所に移動することも可能だ。つまり、私たちは自分が創り出した世界にいるのだ。夢には驚くべき可能性が秘められている。まさに、夜ごと体験する不思議な世界なのである。

第1章 夢を見るように進化した私たち

手術室で覚醒下での脳手術に臨むとき、私はいつもペン型の器具を使って患者の脳に直接微弱な電流を流している。ゆるやかに波打った脳の表面は乳白色に輝き、動脈と静脈が縦横に走っているのが見える。患者の意識ははっきりしているが、痛みを感じることはない。脳には痛覚がないからだ。しかし、電流を流すと一定の効果が生じる。**どんな脳にも個性があり、触ると反応を示す場所が存在する。**ある場所を触ると、患者は幼少期の思い出を語りはじめた。別の場所を触ると、レモンの匂いがすると言った。また別の場所を触ると、患者は悲しみや恥ずかしさ、そして欲望を感じると述べた。

この処置の目的は、ごくわずかな電流に反応しない場所——すなわち、表面の組織を切り開いて下の腫瘍に触れても問題のない部位を特定することである。微弱な電気ショックに何の反応も起きない場合、切開しても機能的な損傷が生じないことがわかる。

大脳皮質と呼ばれる脳のもっとも外側の層を数ミリずつ刺激すると、患者が奇妙で深遠な体験をすることがある。それはときとしてあまりにも強烈で、患者からやめるように言われて、手術を中断せざるを得なくなることもあるほどだ。大脳皮質の厚さは〇・五センチメートルにも満たないが、言語、知覚、記憶、思考など、人間を人間たらしめる機能の多くをつかさどっている。ごくわずかな電流の振動によって、患者は何かを聞いたり、心に傷を負った出来事を思い出したり、深い感情を抱いたり、あるいは夢を見たりする。

実際、悪夢は電気刺激によって誘発されることがある。脳の表面にある特定の隆起から電極を取り外すと悪夢は消えるが、同じ場所に電気を流すとふたたび同じ悪夢が呼び起こされる。現在では、くり返し見る悪夢は、ニューロンの電気活動が恐怖体験を自律的にループ再生するようなものだと考えられている。

このことからもわかるように、人類が古くから抱いてきた「夢はどこから生じるのか」という疑問には明確な答えが示されている。夢は私たちの脳、とくに脳内の電気活動から生じるのだ。

だが、それは長いあいだ理解されなかった。人類の歴史のほとんどを通じて、夢は神や悪魔、祖先からのメッセージだとか、魂が夜な夜な身体から抜け出して集めてくるものだと考えられてきた。夢が頭蓋骨のなかの不活性な肉の塊から生じるものだとは、誰にもわからなかった。眠っているあいだ心は休眠状態にあり、主体性のない器のようになっているとされていたため、夢が睡眠の産物であるとは考えられなかった。だが、それも無理はない。外界からの信号を受け取っていない脳が、どうやって夜の美しい景色を生み出せるというのか？　人間を超越する偉大な存在が原因だと考えるほうがよっぽどわかりやすい。

もちろん、現在では夢を含むすべての意識は電気信号によって生じていることがわかっている。また、近年の研究で、夢を見ているときの脳が目覚めているときと同じくらい活性化していることが判明した。現に、睡眠中の特定の段階で測定された電気信号の強度やパターンは、覚醒時とほぼ同じだった。さらに、夢を見ているときに脳の特定の領域が消費するエネルギー量は、目覚めているときよりも多くなることがわかった。とくに、感情を制御する部分や視覚を処理する部分でそのような傾向が見られた。私たちが目覚めているとき、感情に関わる大脳辺縁系の代謝活動は通常三〜四パーセント増減するが、夢を見ているときはなんと一五パーセントも増加するという。つまり、**夢を見ているとき、私たちは生物学的にありえないほどの強い感情を経験しているのである。**人は本来、夢を見ているときがもっとも活気に満ちているのかもしれない。

夢のなかで、意識は大脳の活動によって活性化するため、はっきりとものを見たり、深く感じたり、自由に動き回ったりすることができる。夢から強い影響を受けるのは、私たちが夢を現実と認識しているからだ。夢のなかで感じる喜びは、生理的には目覚めているときの喜びと同じである。恐怖、不満、性的興奮、怒り、不安なども同様だ。**夢のなかの身体的な経験は、目覚めているときと同じくらいリアルに感じられる。**たとえば、夢のなかで走ると運動野、すなわち実際に走っているときと同じ脳の部位が活性化する。同様に、恋人に触れると、感覚野が刺激される。また、かつて住んでいた場所を視覚化すると、視覚を担う後頭葉が働きはじめる。

自分は夢をまったく見ないという人がいるが、それは単に覚えていないだけだ。実際には、ほとんどの人が夢を見ている。夢は見ようと思って見るものではなく、見なければならないものだ。**睡眠が不足したとき、身体が最初に求めるのは夢を見ることである。**十分な睡眠がとれていても、夢が不足していると、眠りに落ちた直後に夢を見はじめる。眠れないときでも、鮮明な夢が現れることがある。致死性家族性不眠症という命に関わるめずらしい病気にかかると眠れなくなるが、患者たちの夢を見たいという欲求は強く、夢が日常を侵食するようになる。このように、夢は私たちにとって欠かせないものなのだ。

研究者たちは数十年にわたり、睡眠の特定の段階、とりわけ急速眼球運動睡眠（レム睡眠）について調査してきた。その結果、私たちが夢を見る時間は一晩におよそ二時間ほどであることがわかった。これを計算すると、私たちは人生の約一二分の一、つまり毎年一カ月を夢を見て過ごしていることになる。ずいぶん長い時間に思えるが、これでも実際にはかなり控えめな見積もりといえるだろう。睡眠実験において、研究者たちはレム睡眠時だけでなく夜間のさまざまな時点で被験者を目覚めさせ、**夢は睡眠のどの段階でも起こりうる**ことを確認した。私たちは、実際には人生のおよそ三分の一を夢を見て過ごしている可能性がある。

近年、健康のためには十分な睡眠が必要だといわれているが、このような調査結果を見ると、**本当に必要なのは睡眠ではなく、むしろ夢なのではないかと思えてならない。**

夢を見るときに起こること

夢は精神活動の一種だが、外部からの刺激を必要としない。見たり、聞いたり、匂いを嗅いだり、触れたりしなくても、自然と発生する。なぜこのような現象が起こるのかを理解するために、脳をミクロな視点から見てみよう。まずは、思考を作り上げる基本的な要素であるニューロンについて考えてみたい。

ニューロンは脳内で電気的なつながりを形成し、それによってすべての思考を生み出している。私たちが夢を見るとき、ニューロンは一秒間に膨大な数の発火をくり返している。個々のニューロンは非常にデリケートなので、脳脊髄液に浸して保護しなければならない。

この脳脊髄液は電気信号を伝えるだけでなく、栄養分とイオンを豊富に含んでいる。そのため、ニューロンは生きた電池となって放電に備えることができる。

私のラボを含む世界中の研究室では、大脳の組織を単一のニューロンに分離することが可能である。ニューロンはシャーレのなかで生きているが、不活性な状態にある。だが、そこにほかのニューロンを加えると状況が一変し、細胞どうしがひとりでに結びつきはじめる。その後、さらに驚くべきことが起こる。ニューロンのあいだにごくわずかな電荷が流れ、細胞全体が電気を帯びはじめるのだ。不思議なことに、このときニューロン群は指示も方向づけもいっさい与えられていない。外部からの刺激を受けていないにもかかわらず、電気が流れるのである。この驚異的な相互作用は「外部の刺激に依存しない電気活動」と呼ばれている。

これと同じことが脳全体、すなわち一〇〇〇億個にも及ぶニューロンとそれを上回るほかの細胞内でも起こっている。**細胞は外部からの刺激がなくても、自発的に電気活動の波を生じさせ、それを脳全体に広げている。**私たちはこうした「外部の刺激に依存しない認知作用」のおかげで、外界から切り離されていても思考することができる。これは夢を見ているときも同様で、私たちの心は外部の刺激を受けなくても活動することができる。

ただし、夢という自由で視覚的な物語を経験する際には、以下の三点が起きることに注意してほしい。

第一に、身体が麻痺する。睡眠中、私たちの身体はグリシンとγ《ガンマ》-アミノ酪酸（GABA）という二種類の神経伝達物質を放出し、脊髄の運動ニューロン（筋肉へ信号を送る特別な神経細胞）の働きを抑制している。**これによって身体の動きが止まり、安全に夢を見ることができる**のだ。そうでなければ、私たちは夢の内容を〝実演〟してしまうだろう。

第二に、理性や論理が一時的に放棄される。夢を見るには脳内のエグゼクティブ・ネットワークが停止していなければならない。エグゼクティブ・ネットワークは脳の前頭前野などからなるネットワークで、論理や秩序、リアリティ・チェック（現実検討）［主観的な観念やイメージ、認識が客観的な現実と一致しているかどうかを検討する機能］などをつかさどっている。このネットワークが停止すると、私たちは時間や空間、理性といった現実のルールに縛られなくなる。それによって夢のなかのありえない出来事を自然と受け入れられるのだ。夢の内容が鮮烈で独特なものとなるのはこのためだ。

第三に、夢を見るとき私たちの意識は内側に向かい、脳内に散らばったさまざまな領域が活性化する。このような働きは一般に「デフォルト《デフォルト》・モード・ネットワーク」と呼ばれているが、この名称は誤解を招きやすい。なぜなら、受動的な初期状態とはまったく異なるものだからだ。そこで本書では脳内のこうした働きを「**イマジネーション・ネットワーク**」と呼ぶことにしたい。これは脳のネットワークと想像力《イマジネーション》を結びつける名称であり、科学界の一部ではすでにデフォルト・モード・ネットワークの代わりとして使われはじめている。

覚醒時に心が特定の活動やタスクに取り組んでいなくても、そこに空白が生じるわけではない。コンピューターのカーソルが点滅して命令を待っている状態とは異なるのだ。私たちの脳はエグゼクティブ・ネットワークからイマジネーション・ネットワークに自動的に切り替わり、意識は外界から内なる世界へと転じる。**イマジネーション・ネットワークが活性化することで、心は自由にさまよい、思いがけない洞察に至ることがある。**外界に注意を向ける必要がないとき、脳内の支配権を握るのはイマジネーション・ネットワークを構成する部位だ。

私たちが日常生活を送る際、エグゼクティブ・ネットワークとイマジネーション・ネットワークは通常、交互に優位に立っている。今この文章を読んでいるあなたの脳では、エグゼクティブ・ネットワークが働いているはずだ。しかし、イマジネーション・ネットワークのほうも怠けているわけではない。エグゼクティブ・ネットワークを占領しているタスクが一段落するのを待っているのだ。そして、いざそのときになると私たちの意識は内側に向かい、イマジネーション・ネットワークが活性化する。**イマジネーション・ネットワークが認知階層のトップに立つと、記憶のなかのゆるやかな連想や、とても細い糸でつながった斬新な組み合わせが追求され、もしもこうだったらという構想が視覚化される。**そのような構想は非常に風変わりなので、エグゼクティブ・ネットワークが支配権を握っている脳では即座に切り捨てられてしまうだろう。イマジネーション・ネットワークのおかげで、夢を見ているときの脳は束縛されず自由でいられる。それは、覚醒時の脳では決してありえないことである。

イマジネーション・ネットワークは夢を見るという体験において中心的な役割を果たしており、このネットワークがあるからこそ、私たちは外界からの視覚情報を受け取らなくても夢を「見る」ことができる。実際、夢を見ているときは、たとえ明るい光を目に当てられてもその光は見えないという。夢はさながら暗い映画館で上映される映画のようなものだ。古代ギリシア語で夢を「持つ（have）」ではなく「見る（see）」と表現したのもうなずける［英語では通常、夢を見ることをsee a dreamではなくhave a dreamと表現する］。

イマジネーション・ネットワークが活性化すると、自発的な思考が生まれる。シャーレのなかのニューロン群が外部からの刺激がなくても電気活動を起こすように、夢を見ているときの脳は周囲の世界からほぼ切り離されているにもかかわらず、電気活動によって活性化する。これこそ、イマジネーション・ネットワークが脳の暗黒エネルギーと呼ばれるゆえんである。何もない場所から何かを生み出し、虚空から物語を紡いでいるのだ。

ハーバード大学メディカルスクールのエドワード・F・ペース＝ショット教授によると、イマジネーション・ネットワークとは物語を生む本能である。なぜなら、記憶や知識、感情を用いて一貫性のある物語を作り出しているからだ。[1] そうした自由な物語は何もないところから生まれるが、そこにははっきりとした意味が込められている。人間の脳は現実とのギャップに直面すると、そのギャップを埋めるために整合性のある物語を構築する。このような傾向は、ある種の部分的な記憶障害を持つ患者にも見られる。彼らは記憶の欠落部分を突いた質問をされると、覚えていないと答えるかわりに、それとなく作り上げた話をしてごまかすことがある。アルツハイマー病患者も、ときとしてこれと同じ行動をとることが知られている。

イマジネーション・ネットワークの後押しによって、夢の物語はスムーズに進行する。夢の内容を作り出すのは私たちだが、夢のなかで起こる出来事はめったにコントロールできない。その意味で、私たちは夢の監督というより主役に近い存在である。しかし、それは夢の世界を俯瞰《ふかん》的に見るという意味ではない。どちらかというと、**操縦できない車の運転席に座るようなものである。**私たちは夢の物語の主人公であり、夢という体験に没入しているが、夢の展開を意識的に操作できるわけではないのだ。

夢の世界では、私たちは完全な肉体を持ち、ほかの登場人物とは一線を画している。夢のなかの自分は物理的な肉体を持っているが、だからといって夢の身体が目覚めているときの身体と同じというわけではない。若返っていたり、年老いていたり、あるいは性別が変わっていたりすることもある。また、夢の登場人物はすべて想像の産物だが、私たち自身はほかの人とは別の人間だという感覚を持っている。

私たちは夢のなかでさまざまな記憶をたどりながら物語を紡ぎ、それに応じて行動し、反応する。まさに、一個の創作物だ。夢のなかでは、目覚めているときとは異なる反応を示すことがある。強気になったり弱気になったり、積極的になったり消極的になったりすることもある。そういう意味では、私たちは目覚めているときと夢を見ているときとで、二つの自己を持っているといえるかもしれない。

白昼夢や幻覚剤と何が違うのか

しかし、夢を見る脳は本当に特別なのだろうか？　実際、目覚めているときにも**白昼夢**という空想にふけることはある。白昼夢では夢と同じように、非現実的なシナリオを思い描くことができる。私たちの心はあるテーマから別のテーマへと移り変わり、時間や場所を飛び越える。ただし、白昼夢が通常の夢と異なるのは、それが意識的な思考である点だ。たとえば、ハワイで休暇を過ごせたらどんなにいいだろう、仕事を辞めたらどうなるだろうというように、具体的な展望を持っているのである。

では、**幻覚剤**による体験はどうだろうか？　幻覚剤も夢のような体験をもたらすといわれるが、通常の夢とは異なる要素がある。幻覚剤を使用した場合、イマジネーション・ネットワークの活性度は夢を見ているときよりも大幅に低下するのだ。また、夢のなかで主役になるような感覚を持つことはなく、実体を持たない解離状態に陥ってしまう。

夢を見ているときと共通する覚醒状態に、**マインド・ワンダリング（心の彷徨）**が挙げられる。この状態になると、思考は特定のタスクや目標に向かわず、次々と湧き出てくる。実際、私たちが考える対象は一つのものに限定されることはない。ただし、マインド・ワンダリングも夢も目標思考ではないが、いくつか違いはある。マインド・ワンダリングは、エグゼクティブ・ネットワークの制約のなかで起こるのだ。心はある程度解放されているが、夢を見ているときには及ばない。夢はきわめて自由な性質を持っているため、目覚めている状態では考えられないような場所へ私たちを連れて行ってくれる。

夢の内容は普遍的なもの

夢は基本的に自由で秩序がなく、現実にはありえない出来事が起こったり、時間や場所が突然変わったりする。しかし、何でもありというわけではない。夢にもルールは存在するのだ。イマジネーション・ネットワークは夢を見る心を解放するが、夢はどこまでも自由ではないし、無秩序でもない。夢を見る人を一人から一〇〇〇人に、あるいは古代からの夢の報告を一件から数百万件に拡大してみると、その特徴が浮き彫りとなる。たとえば、私たちの生活様式は昔と比べて劇的に変化したが、**夢の内容は時代を超えてほとんど変わっていない**。数千年にわたり、同じ特徴が維持されているのだ。現代でもよく見られる夢の多くは、ファラオが統治していたころのエジプトや、カエサルが生きていたころのローマで見られた夢と変わらない。一八〇〇年以上前の中国の記録には、空を飛ぶ夢や落下する夢のほか、夜驚《やきょう》症などの睡眠障害が記されている。

一九五〇年代に行われた日本とアメリカの大学生を対象としたアンケート調査で、夢の内容が普遍的なものであることが明らかになった。日米の学生たちは、「あなたは〇〇の夢を見たことがありますか？」という質問とともに、泳ぐ、裸になる、生き埋めになるといったさまざまな項目が記されたリストを渡された。その結果、驚いたことに、地球のほぼ反対側に住む学生たちが同じような回答をしたのである。

日本の学生が見た夢の上位五種は以下のとおりだ。

1. 誰かに襲われる、または追いかけられる夢。
2. 高いところから落ちる夢。
3. くり返し何かに挑戦する夢。
4. 学校、教師、勉強に関する夢。
5. 恐怖で身動きがとれなくなる夢。

一方、アメリカの学生が見た夢は以下のとおりである。

1. 高いところから落ちる夢。
2. 誰かに襲われる、または追いかけられる夢。
3. くり返し何かに挑戦する夢。
4. 学校、教師、勉強に関する夢。

5. 性的な体験の夢（これは日本の学生では六番目に多い夢だった）。

それから五〇年後、同様の調査が中国とドイツの学生にも行われた。そこでもまた、驚くほど類似した回答が寄せられている。

中国の学生が見た夢の上位五種は以下のとおりだ。

1. 学校、教師、勉強に関する夢。
2. 誰かに追いかけられる、またはつきまとわれる夢。
3. 高いところから落ちる夢。
4. 遅刻する夢（電車に乗り遅れたなど）。
5. 試験で失敗する夢。

一方、ドイツの学生の場合は以下のとおり。

1. 学校、教師、勉強に関する夢。

2. 誰かに追いかけられる、またはつきまとわれる夢。
3. 性的な体験の夢。
4. 高いところから落ちる夢。
5. 遅刻する夢（電車に乗り遅れたなど）。

半世紀もを隔てた複数の国の調査結果が、なぜこれほど類似しているのだろうか？ひょっとすると、日常の経験が影響しているのか。アメリカ、日本、ドイツ、中国はいずれも近代的な工業化社会だ。学生たちのふだんの生活が似ているせいで、同じような夢が出現したとも考えられる。それでは、伝統的な生活を営む先住民族の夢はどんなものだろうか？

人類学者たちはその問いに答えるべく、一九六〇年代から七〇年代にかけて調査を実施した。オーストラリアのイル・ヨロント人やメキシコのサポテカ人、ブラジルのメヒナク人などの先住民族から夢の報告を収集し、その特徴を攻撃性や性的傾向、受動性といったテーマに沿ってアメリカ人の夢と比較したのである。すると、驚くべきことがわかった。伝統的な文化を有する人々とアメリカ人の日常生活には大きな違いがあるにもかかわらず、双方の夢の内容は非常に似通っていたのである。

たとえば、男性はどちらの社会でも男性の夢を見る傾向があったが、女性は男女の夢をほぼ同じ割合で見ることがわかった。また、男女ともに攻撃の加害者よりも被害者になる傾向が強く、性的な夢が全体の一〇パーセント未満である点も同じだった。

夢は世界中で驚くほど類似しており、使用する言語や住んでいる場所（都市か農村か、先進国か発展途上国か）、富や社会的地位によっても左右されない。どうやら夢には時間や空間を超えた一貫性があり、その特性や内容は私たちのＤＮＡに組み込まれているようだ。つまり、**夢は私たちの神経生物学的な構造や進化にもとづく現象であり、文化、地理、言語の違いからはほとんど影響を受けない**のだ。ここから先のページでは、夢について以下の重要な事実を覚えておいてほしい。夢は私たちの神経生物学的な起源から発生するものであり、完全に無制限というわけではない。夢を見ることは魔法のように感じられるかもしれないが、そこにはある種の制約が存在するのだ。

夢はほかの点でも一定のルールに従っている。たとえば、**夢のなかでは数学的な能力は機能せず、読み書きやコンピューターの使用に必要な認知プロセスが働くこともまれである**。こうした作業は、エグゼクティブ・ネットワークによる論理的な思考が働かない以上、不可能とはいわないまでも難しいだろう。

また、馬にまたがる携帯電話の夢を見ることはないだろうし、物が人に変わったり、逆に人が物に変わったりする夢もきわめてめずらしい。シェイクスピアの『真夏の夜の夢』では登場人物が動物に変身するが、夢のなかで人が物に変身したという報告は少ない。ある物が別の物に変わるときは、似たようなものに変わることが多い。たとえば、自動車がバイクになる、市営バスがスクールバスになる、家が城になるというように。ある場所の家が別の場所の家に変わることもある。このような夢の内容の急激な変化は、私たちの記憶のなかにある**セマンティック・マップ（意味の地図）**にしたがっている。

セマンティック・マップとは、私たちの世界に存在する人や物、場所を整理するための手段だ。たとえば、ブドウの木に房がたくさん実った状態を想像してほしい。ある房は交通手段に関するもので、別の房は住居に関するものだ。夢を見ているあいだ、私たちの心は一つの連想から別の連想へと移り変わるが、交通手段なら交通手段、住居なら住居というように、同じ意味を持った房にとどまる傾向がある。人類が記録をとりはじめて以来、夢はこのような仕組みで機能してきた。

夢は人間関係の思考実験

夢の物語は、人類の歴史を通じて驚くべき一貫性を保ってきたように思われる。というのも、それがえてして現実または想像上の心の動きや人間関係に焦点を当てているからだ。夢を見る心は特定の基準に縛られず、あらゆる種類の仮定のシナリオを描き出す。そのため、夢のなかでは性別が違っていたり、性的指向が変わっていたり、起きているときには考えられないような（不快ですらある）性的関係や対人関係を持っていたりする。私たちは多くの場合、感情というレンズを通じて物語を作り出す。「こんなことがあったらどう感じるだろう？」とつねに自分に問いかけているのだ。

夢は、一九五〇年代以降に私たちの生活を一変させた科学技術の影響をほとんど受けていない。これはおそらく夢というものが本来、人間の社会的・情動的な側面に焦点を合わせているからだろう。**夢の報告において、テレビやコンピューター、インターネット、スマートフォンが登場することはめったにない。**最近ではデジタル化の波が夢に与える影響についての研究が少しずつ進んでいるが、私たちのソーシャルメディアへの依存は、夢に対してほとんど影響を与えていないようだ。

想像力豊かな夢の第一の機能は、架空の社会実験だ。私たち人類は社会的な生き物である。**夢は日常生活での人間関係を探求するような思考実験を私たちに提供する。**夢のなかでは現実にはありえないような状況が描かれるが、それはときに深い感動をもたらし、私たちの社会的知性を磨いてくれる。こうした機能は、ヒトの脳とイマジネーション・ネットワークのなかでも近年きわだった進化を遂げた「内側前頭前皮質《ないそくぜんとうぜんひしつ》」という部位にもとづいている。

内側前頭前皮質は脳の正中線上に位置し、ニューロンが集まって形成される領域だ。左右の前頭葉の一部であるこの部位は、額《ひたい》の裏側、鼻梁《びりょう》の上に存在し、「前頭前皮質」の名のとおり、前頭葉の最前部を占めている。前頭前皮質が進化したことで、私たちの額はほかの種より突き出ることとなった。この部位は新しいニューロンが生成される場所でもあり、私たちをより社会的で人間らしくするための進化の圧力を示している。

私たちが目覚めているとき、前頭前皮質は自己と他者の両方の視点から物事を考える役割を担っている。これは非常に重要な能力だ。ヒトの脳は約三〇〇〇〜五〇〇〇年前に進化の過程で縮小したといわれているが、それにもかかわらず種としての社会的な知性が高まったのは内側前頭前皮質のおかげである。内側前頭前皮質が損傷すると、共感性が欠如したり、生きていくうえでの意思決定が困難になったり、社会の規範や慣習にしたがえなくなったりする。また、他人に対する初期の印象を変えることが、新しい情報を得たあとでも難しくなる。

私たちが夢を見るとき、エグゼクティブ・ネットワークは停止し、イマジネーション・ネットワークは活性化する。思考や感情、意図などを、自分だけでなく夢のなかの登場人物にも当てはめられるのは、内側前頭前皮質が解放されるからだ。他者、とくに自分と直接関わる人々の立場を推測するこの能力は、「心の理論《セオリー・オブ・マインド》」と呼ばれている。

私たちは心の理論のおかげで、自分自身の信念や願望、感情だけでなく、相手がどのように考えているのかを推測することができる。自己と他者の精神状態を認識するこうした試みは幼少期から始まり、仲間内やコミュニティ、社会で適切な役割を果たすうえで欠かせないものとなる。自閉症や統合失調症、社会不安障害などを抱えた人々はこの能力に問題があるため、社会的な交流が困難となる。心の理論は、他者がなぜそのような行動をとるのか、将来どんな行動をとるのかを理解するための助けとなる。また、夢を見ているとき、特定の状況で自分がどう感じているかだけでなく、他者が自分をどんなふうに見ているかを考えられるのも心の理論があるからだ。これにより、グループ内での交流や集団での問題解決、目的の共有などが効果的に行えるようになる。**心の理論はとくに夢のなかでその力を発揮し、複雑な社会的シナリオや想像力豊かな思考実験を通じて、現実の生活に示唆を与えてくれる。**

夢のなかで行われるこの思考実験には、感情や記憶、覚醒に関わる大脳辺縁系へのアクセスも含まれる。先述したように、夢を見ているときの大脳辺縁系は目覚めているときよりもはるかに活性化している。こうした過度の活性化は、私たちの社会的知性や洞察力を向上させてくれるかもしれない。感情が社会的スキルにとってなぜ重要なのか、理由は次のとおりだ。まず、大脳辺縁系が損傷を受け、脳の論理力をつかさどる部分がそこにアクセスできなくなると、私たちの思考は麻痺し、社会的な理解力が低下して単純な決定を下すことさえできなくなる。また、他者への共感能力が妨げられ、社会的手がかり［社会的な状況や他人の行動から得られる情報や信号］が理解できなくなり、他者との適切なコミュニケーションをとることが難しくなる。感情は日常生活で最適な判断を下すために不可欠な要素だが、その重要性はえてして忘れられがちだ。感情を理解する力は、集団としての進化の原動力として機能してきたと考えられる。

夢は現実と非現実の奇妙な混合物

ほとんどの人は、自分がどんな人間であるかをはっきりと自覚している。それは外見だけでなく、過去の行為や将来なりたい自分についてもいえることだ。私たちには信念や道義心、好き嫌いがあり、それらはすべて詳細な自己像を描いている。しかし、夢のなかではどうだろうか？　夢のなかの自分は、目覚めているときの自分とは異なるのだろうか？

二〇世紀なかば、アメリカの研究者のカルヴィン・ホールとロバート・ヴァン・デ・

キャッスルは、夢をさまざまな構成要素に分解する評価体系を考案した。[2] この手法は、夢のなかに現れる登場人物の数や属性を評価することにもとづいている。評価の対象は、個人か集団か、人間か動物か、男性か女性か、どれほど攻撃的であったか、自分は加害者なのか被害者なのかなど多岐にわたる。

調査の結果、夢のなかの自分はたいてい主人公であり、通常五人程度の登場人物が現れることがわかった。また、夢の内容は幸運よりも不幸に、やさしさよりも攻撃性に偏る傾向があった。ホールらはこの評価体系を用いて、ほとんどの夢は奇妙なものではなく、日常のありふれた出来事の反映であると主張した。

夢は現実の生活とつながっているという考え方は、「**夢の連続性仮説**」と呼ばれる。それによると、**夢は現実を忠実に再現しているわけではないものの、私たちの性格や価値観、内なる衝動を反映しており、目覚めているときの感情面での関心や心配事、欲求を引き継いでいる。**また、夢のおよそ七〇パーセントは私たちの個人的な関心や観念を「具体的に表現したもの」だという。[3]

仕事で忙しい一日を過ごしたあとに上司が夢に現れたり、最愛の人が亡くなってまもなく夢で再会したりした経験がある人なら、夢に日常が組み込まれることをご存じだろう。外で働く母親と専業主婦の母親を比較した研究では、前者は後者よりも夢のなかで不快な感情を抱いたり、男性の登場人物と出会ったりする傾向があるが、**住宅環境が夢に現れることは少ない**という結果が出ている。

とはいえ、夢は通常、現実とは大きく異なるものだ。私には、夢は連続性よりもむしろ非連続性に満ちているように思える。たとえ日常が夢に反映されるとしても、それは多くの場合、脈絡のない歪《ゆが》んだ形で現れる。いわば、現実と非現実の奇妙な混合物として。

研究者たちはこれまで、私たちの日常生活が夢にどの程度影響を与えるかを調査してきた。たとえば、色のついたゴーグルや没入型のコンピューターゲームを使って被験者の生活を変え、それが夢にどれだけ反映されるのかを検証した。しかし、夢が現実を忠実に再現することはなかった。赤いゴーグルを一日中着けたとしても、夢のなかで赤い色を見るとか、部分的に一部分だけが赤くなるといった程度だった。[4] また、視界が反転するゴーグルを装着した実験でも、夢のなかに反転した要素が含まれることはあったが、全体が反転した夢を見ることはなかった。[5] さらに、コンピューターゲームの内容が夢に出ることはあっても、ゲームそのものが再現されることはめったになかった。おそらくそれは夢を見ている脳にとって、あまりにもありきたりな内容だったのだろう。

私たちの夢は時間とともにその人にとって特有のものとなるが、日常生活が忠実に再現されることは期待できない。カルヴィン・ホールと彼の同僚は、アメリカ人女性ドロシア

（仮名）が見たという六四九件の夢の内容を分析した。ドロシアは一九一二年、二五歳のときに夢を日記につけはじめ、一九六五年に七八歳で亡くなる数日前までそれを書きつづけた。五〇年以上にわたる彼女の夢の報告にはいくつかの支配的なパターンがあり、それらは驚くべきことに全体の四分の三を占めている。具体的には次のとおりだ。

・料理や食事の夢。
・物をなくす夢。
・狭い部屋や散らかった部屋にいる夢、または誰かが部屋に侵入してくる夢。
・母親といっしょにいる夢。
・トイレに行く夢。
・遅刻する夢。

夢のパターンは、なんと数十年を経ても一貫していた。ドロシアの夢の報告を一〇〇件から二〇〇件も読めば、それが彼女のものであるとわかるかもしれない。しかし、そこから彼女の人生に関する具体的な手がかりを得ることはできない。たとえば、彼女が八人きょうだいの二番目であることや、中国で宣教師の両親のもとに生まれ、一三歳でアメリカに戻り、三八歳で心理学の博士号を取得し、結婚も出産もせずに定年まで教鞭を執ったことなどはわからない。ドロシアの夢からわかることは、彼女の価値観や関心事、こだわりといったことである。

ホールにとっても、被験者の見た夢からそれぞれの性格や個性を見抜くのは難しかった。彼は一九六三年のエベレスト登頂に参加したアメリカ人登山家一七人の夢を分析し、そのうち二人がもっとも人望があり、心理的に成熟していて、リーダーとしてすぐれていると結論づけた。しかし、それはまったくの誤りだった。実際には、その二人はもっとも人望がなく、心理的にも未熟で、チームを率いるのも士気を高めるのも苦手と思われていたのだ。ホールはのちに、登山家たちの夢から実際の姿を見出《みいだ》そうとする試みが「とんでもない誤り」だと気づかされたと述べている。ホールの誤りは、夢が現実を反映することの限界を示すこととなった。夢はよくいっても現実世界の歪んだ鏡に過ぎないようだ。

子どもは成長するにしたがって夢を見る

私の三人の息子はもう大学生になったが、彼らがまだ幼かったころの成長ぶりは今も鮮明に覚えている。初めて笑ったときのこと、初めてしゃべったときのこと、初めて歩いたときのこと、初めて登園した日のこと。多くの親と同じように、私は息子たちが成長の節目を迎えるたびに、喜びと安心感で胸がいっぱいになった。幼い子どもが成長し、世界を経験すると、脳や神経も同じように重要な発達を遂げる。その過程は、どんなに注意深い親でも見逃してしまうものだ。そうした成長は目に見えないが、決して取るに足らないものではない。とくに、夢に関してはなおさらである。

夢を見る能力は認知面での重要な達成だが、その発達には時間がかかる。実際、子どもは夢を見るよりも先に歩いたり話したりすることが多い。**夢を見る能力は視空間認知機能とほぼ同じ時期、おおよそ四歳ごろから発達を始める。**そのころには、子どもはぴょんぴょん跳ねたり、片足でバランスをとったり、ボールをキャッチしたりしているだろう。

研究者たちは、夢がどのように変化するかを知るため、子どもたちの夢の始まりと発展の過程を長期間にわたって追跡調査した。なかには、子どもとその家族が一〇年以上にわたって、思春期や成人期を迎えてもなお夢の報告や診断に参加してくれたケースもあった。こうした集中的な研究によって、子どもの夢と目覚めているときの想像力が並行して発達することが明らかになった。

子どもが最初に報告する夢は、ほとんどが夢としては認められないものばかりだ。通常、三歳から五歳の子どもは、大人が夢を見る睡眠の段階に目を覚ましても、夢を見たと語ることはない。もし夢を見たとしても、夢のなかでは動きや活動はほとんど見られず、その光景は動画というより静止画に近い。また、他者との対話や交流もほとんどなく、夢を見ている本人は夢の内容に参加しないのが普通である。

未就学児の夢に攻撃性や不幸、否定的な感情が表れることはめったにない。この時期の夢の特徴は主に二つある。一つは、**動物が登場すること**、もう一つは、**空腹や疲労といった身体の状態に関連すること**である。身体の状態に関する夢では、キッチンテーブルで眠っているというものがあり、動物の夢では鳥のさえずりなどが報告されている。面白いことに、幼い子どもの夢に出てくる動物は自分の飼っているペットではなく、おとぎ話やアニメ、絵本に出てくるキャラクターであることが一般的だ。これについては、動物のキャラクターが一種のアバター（分身）として、自己意識が完全に発達する前の代理になっているという説がある。

五歳から八歳になると、子どもは物語性のある夢を報告するようになるが、順序や時系列はまだバラバラである。最初のうちは、夢を誰もが共有する空想の出来事だと考えているが、やがて自分だけが経験するものであると気づく。これは、イマジネーション・ネットワークが活性化する時期と一致している。脳内のイマジネーション・ネットワークを構成する領域が相互に結びつき、特定の行動や目的のために機能するには時間がかかるということだ。

子どもが自分の夢に積極的に参加しはじめるのは、七、八歳になってからである。このころになると、夢の内容は順序よく進み、一つの出来事から次の出来事へ自然につながるようになる。また、夢のなかと覚醒時において、自伝的自己の意識が芽生える時期でもある。自伝的自己とは、自分が何者であるかを考え、他者との関係を認識することである。このような発達上の出来事が重なり合うのは、それぞれが相互に関連し、影響を及ぼし、促進しあっているからだと考えられる。

しかし、子どもがどうやって夢を見る力を授かるのかについては、いまだにわからないままだ。**ほとんどの子どもはこの時期になるとすでに学校に通い、読み書きや基本的な計算を学んでいるにもかかわらず、夢を見ていないのである。**少なくとも、私たちが考えるような連続したストーリーの夢ではない。この事実に、研究者たちは困惑した。ひょっとすると、幼い子どもは夢を見てはいるが、それを言葉で表現できないのだろうか？　しかし、子どもが夢を見たと報告する前に、人や物、出来事について話せていることを考えると、そうした見解には疑問が残る。

実際には、夢は多くの人が考えているようなものとは異なり、言語や記憶能力ではなく、視空間認知機能の発達に関連している。夢を見るためには、さまざまな要素が必要となる。

夢のなかでは世界を視覚化するだけでなく、状況を作り出さなくてはならない。夢はほかの高次の認知プロセスと同様に、年齢や成熟とともに生じる。**夢を見ることができるかどうかは、私たちの心が現実を視覚的に再現できるかどうかにかかっている。**実際、子どもが夢を見るための能力を測るものとして、「ブロック・デザイン」というテストがある。このテストは、赤と白のパターンの見本を参考に、その模様をブロックで再現するというものだ。同じ模様を揃えることができれば、その子は夢を見られるということになる。

視空間認知機能と夢はどちらも頭頂葉によって制御されている。頭頂葉は空間認識能力を支える役割を担っているが、発達するのはようやく七歳ごろになってからである。さらに重要なのは、夢が脳のさまざまな領域が複雑に連携する「連合野」から生じるということだ。こちらも時間をかけて発達し、後頭葉の視覚野や頭頂葉の感覚野が得た情報から意味を形成する。こうした連携が、没入感のある視覚的・感覚的な体験をもたらすのである。

夢を見るようになると、子どもの発達にとって普遍的な現象である〝悪夢〟が始まる。くわしくは次章で取り扱うが、子どもは大人よりもはるかに多くの悪夢を見る。どんなに穏やかな環境で育っても、子どもの夢には怪物や化け物が登場するのだ。しかし、大人になるにつれて、しだいに悪夢を見る頻度は減っていく。

現在では、夢が自己意識――すなわち、自伝的記憶やアイデンティティを形成する能力と関連していることがわかっている。とくに悪夢は自己意識を強化するうえでほかの夢よりも重要な役割を果たしている。悪夢のなかでは、攻撃を受けたり、自分の存在が脅《おびや》かされるような危機に直面したりすることが一般的だ。**悪夢は根本的に自己と他者の戦いを表している。**子どもに対し、自分が他者とは独立した存在であり、自分の意志と場所を持っていることを強く認識させるためのメカニズムといえるだろう。

何のために夢を見るのか——進化上の利点

夢はランダムなものではないとどうやったら証明できるだろうか？　私たちの脳は、実際にはイメージや記憶、登場人物、行動などを、トランプのカードを引くように提示しているだけではないか？　ひょっとすると、夢は睡眠中に起こる何か有益な事象の副産物に過ぎないのかもしれない。車のエンジンでいうなら、ピストンやギアではなく、単なる騒音かもしれないのだ。

しかし、夢がランダムなものではないといえる理由はいくつかある。一つには、多くの人が何度も同じ夢を見ていることが挙げられる。もし夢がランダムだったら、同じ夢を二度見る確率は非常に低いはずだ。それが三度目となればなおさらである。さらに、夜中に目を覚ましたあとでふたたび寝ると、もう一度同じ夢を見ることがある。これもまた、夢がランダムなら起こり得ないことである。

私たちは進化の過程で夢を見るようになったというのが私の考えだ。進化はなるべく有益な特性を保とうとするため、明確な利点を持たない特性は長続きしない——とくに、多くのエネルギーが必要だったり、捕食の危険にさらされたりする場合は。夢はその両方の場合に当てはまる。夢を見ているあいだはエネルギーを大量に消費するうえ、無防備な状態になる。

それでは、なぜ私たちは夢を見るのだろうか？　落下する夢、歯が抜ける夢、パートナーを裏切る夢……。なぜ私たちは自分だけの奇妙な物語を夜な夜な見つづけるのだろう？　何年、何十年にもわたって夢を見ることには、どんな生物学的・行動学的な利点があるのだろう？

これらの疑問は、数多くの説を生み出してきた。人はみな追いかけられる夢を見るが、それは**夢が脅威に対する一種のリハーサル（予行演習）であり、脅威を認識し、安全に対処するための訓練として機能している**からだという説明がある。夢はいわばシミュレーションであり、私たちは夢のなかでさまざまな対策を試み、その結果を想像しているというのだ。しかし、夢のなかの体験をもとに現実世界の脅威に対処するなんてことがはたして可能なのだろうか？

　こうした「**脅威リハーサル説**」の現代版ともいえる例を挙げてみよう。パリのソルボンヌ大学の神経学教授であるイザベル・アルヌルフは、学生たちにメディカルスクールの入学試験前にどんな夢を見たか尋ねた。[6]すると、試験に関する夢が多くを占め、四分の三以上が悪夢だった。そのような夢の内容は、おおむねみなさんのご想像のとおりだ。「午前一〇時に穏やかに目覚め、突然パニックに陥りました。ああ終わった、試験に落ちたと思いました」。ほかの学生が見た夢は、試験前に眼鏡が粉々になる、試験用紙の一部が欠けている、試験中にメモ用紙がなくなる、逆方向の電車に乗って試験に遅れる、というものだった。

　興味深いことに、**試験の夢を頻繁に見た学生の成績は、まったく見なかった学生よりも二〇パーセントほどよかった。**睡眠時間が長いほどいいわけでもなく、試験前の不安が大きいほど点数が低いわけでもなかった。アルヌルフは、ストレスの多い出来事に対する否定的な予測と夢のなかで行われるシミュレーションが、受験者に認知的な利益をもたらしたと推測した。また、彼女によると、夢の報告は必要書類を忘れるといったいかにもありそうなことから、飛行機で試験に向かうといった非現実的なことまで、起こりうるすべての状況へのチェックリストのような役割を果たしていることがわかった。

だが、もし夢を見る理由が脅威へのシミュレーションだけだとしたら、私たちの夢はすべて予想される脅威に対するものになるはずだ。しかし、そんなことはない。夢の内容は多岐にわたり、私たちは恐怖以外にもさまざまな感情を経験する。夢には、ほかにも進化上の利点があるはずだ。

別の説によれば、夢には治療的な側面がある。**夢はいわば夜のセラピストとして、不安を引き起こす感情を解消する役割を果たしているというのだ。**遅刻したり、人前で下着姿や裸になったりする夢を見たことがある人は多いと思うが、カリフォルニア大学バークレー校の最近の調査では、このような夢を見た翌朝は情動的な体験に対する恐怖の反応が鈍くなることがわかっている。[7]

夢の治療的な効果は、離婚を考えている夫婦の夢にも見られる。シカゴにあるラッシュ大学医療センター・神経科学大学院のロザリンド・カートライトは、夢が離婚後の抑うつ状態からの回復を見極める因子になることを発見した。[8] 抑うつ状態から回復した人は、より複雑でドラマチックな夢を見る傾向がある。そのような夢は、古い記憶と新しい記憶が混ざり合ったものだ。カートライトは、離婚したばかりの被験者が夢のなかで元配偶者に対する否定的な感情を解消していると結論づけた。そうすることで感情が和らぎ、夢から覚めたあとも物事を前向きにとらえ、再出発への準備ができるようになる。実際、離婚したカップルがお互いの夢を見た頻度と、その後、前に進めたかどうかには相関関係がある。

また、**夢はさまざまな対人関係のシナリオを検証する手段としても役に立つ**。あらゆる種類の社会的状況を視覚化するうえで、夢に勝るものはない。夢は、現実的なものから想像を絶するものまで、多種多様な筋書きを提供してくれる。そして、私たちはそうした筋書きがどんなふうに展開されるかを想像する。テキサス州ベイラー大学で人類学の生物医学的な側面を研究しているマーク・フリンは、社会的シナリオの構築こそ人間の持つ「超常能力《スーパー・パワー》」であると述べている。[9] 他者とうまくつきあうことは、進化の観点からも非常に重要な要素だ。彼は、この能力が集団内で協力したり、パートナーを見つけたりする際に役立つことを指摘している。

さらに、夢にはほかにも進化上の利点がある。**夢は睡眠中でさえ脳を調整し、準備を整えているという**。コンピューター科学の分野では、人間の心を持つような機械を作ろうとする際にさまざまな課題に直面するが、そこから得られる知見が、夢がもたらす利点を私たちに教えてくれる。

ニューラル・ネットワークとは、脳のニューロンを模したモデルである。機能の一つに挙げられるのが、自分の目にした人が見覚えのある人かどうかを判断する視覚処理システムだ。顔認識ソフトウェアは、この仕組みを人工的にプログラムしたものである。夢に進化上の利点があるとすれば、それは夢によって生じる精神活動が脳内でガスの口火のような役割を果たし、ニューラル・ネットワークを細かく調整しつづけることだという説がある。そうすることで、目が覚めてもすぐに脳が活性化し、活動を開始できるというのである。

機械学習と夢の特異な性質は、夢の進化上の利点に関する新たな仮説を生み出した。夢のなかでは多くの場合、生涯おそらく経験しないであろう超現実的で奇抜な状況がくり広げられる。このことから、アメリカの神経科学者エリック・ホエルは、**夢は私たちが起きているあいだに学んだことを一般化するために存在するという「過剰適合仮説」**を提唱している[10]。

機械は複雑な作業を学ぶ際、特定の条件から一般的なルールを導き出すよう訓練される。しかし条件が類似しすぎると、機械は「過剰適合」し、世界に関する限定的な条件と過度に一致するようなルールを採用してしまう。その結果、人間でいうところの視野狭窄に陥り、思考が制限され、分析が硬直化して型にはまったものとなる。そして、型破りなデータを受け取るとエラーを起こすようになってしまう。この問題を防ぐため、コンピューター科学者たちは機械が学習するための情報に「雑音《ノイズ》」を注入し、意図的にデータを乱して情報をランダム化している。

機械が学習のために受け取るデータで固定観念にとらわれるように、私たちの思考パターンもまた、日常の経験から限られた情報がもたらされることで硬直化することがある。習慣化は効率という面では悪くないが、予期せぬ状況に柔軟に対応する能力を妨げてしまう。夢の幻想的で超現実的な性質は、機械のデータに注入されるノイズに似ている。私たちの記憶や思考パターンが夢によって再構成されるのは、確率共鳴という現象が起きているからかもしれない。**確率共鳴とは、システムがランダムなノイズ（確率的な乱れ）を受け取ることで、重要なシグナルの検出率が向上し、システム全体のパフォーマンスがかえって改善される状態を指す。**これによって、より柔軟で創造的な思考が促されるのだ。

この説を裏づけるのは、心の状態と奇抜な夢の物語だけでなく、夢を見ているときに生じる神経生理学的な変化だ。脳はアドレナリンの分泌を抑制することで、夢に「ノイズ」を注入する。アドレナリンは知ってのとおり、私たちの「戦うか逃げるか」反応を強め、脳を警戒状態に保つ神経化学物質だ。アドレナリンが分泌されると、私たちは極度に警戒し、集中した状態になるため、わずかな信号でもノイズのなかから見分けられるようになる。これはヒトがまだ自然のなかで活動していたころ、捕食動物から逃れる際おおいに役立ったはずだ。私たちはアドレナリンのおかげで、背の高い草むらのかすかな音から、見えない脅威がすぐ近くに迫っていることを察知し、危険を回避することができたのである。

夢を見ているときはアドレナリンの分泌が抑制されるので、信号とノイズの区別が緩やかになる。その結果、脳のリアリティ・チェックは緩和される。

これはつまり、エグゼクティブ・ネットワークがオフになっているということでもある。一種の化学的相互作用で、合理的といえる仕組みだ。エグゼクティブ・ネットワークと脳内のアドレナリンはどちらも警戒と外部への注意というよく似た役割を担っているが、夢を見ているあいだ、**脳内ではアドレナリンが分泌されないため、警戒心が一時的に停止して、こうした大胆な夢を見られるようになる。一方、体内のアドレナリンは普段どおり分泌されるので、私たちは夢を現実の出来事のように体験する。**そのため、たとえば捕食動物から逃げる夢を見ているとき、体内のアドレナリンはあたかも本当の危機に直面しているかのように心臓を高鳴らせる。

これは危険に直面したときには大きな弱点となるが、夢を見ているときには創造的で発散的な思考を促してくれる。発散的思考の解剖学的・生物学的な構造については第4章で詳述するが、本書で発散的思考について言及するときは、「型にはまらない思考」を意味する。この思考は、問題に対して新しい方法や独創的な視点から取り組む思考状態であり、日常のこまごまとした問題の解決に向いているものではない。

私たちは夢を見ながら、想像力豊かで自由な思考をもとに、現実の脅威に対する適切な対処法を学んでいるのかもしれない。進化とは適者生存を意味するとされているが、私が思うに、適者とはもっとも適応力が高い生物のことだ。夢の奇想天外な物語は、私たちがさまざまな状況を乗り越え、将来直面するかもしれない広範な課題に対処するための貴重な機会を提供してくれる。私たちは夢を通じて、通常の生活では考えられないような事態——たとえば、疫病、地震、津波、戦争、干ばつなどをシミュレートし、生き残るためにどうすればよいかを考えることができる。

夢の研究は現在かなりの進展を見せているが、人間が今も夢を見なければならない理由を説明する単一の理論はまだ見つかっていない。実際、ここで述べた仮説はいずれもある程度理にかなっており、互いに関連し、依存し合っている。目覚めているときに思考する理由が一つだけではないように、夢を見る理由も一つとは限らないのかもしれない。だが、人類が進化し、脳がより洗練されたにもかかわらず、なぜ夢も同じように発達しなかったのだろうか？　夢はなぜ、私たちの感情を助けると同時に最悪のシナリオをシミュレートすることができないのだろうか？　なぜ、脅威のシミュレーションとしての役割を果たしながらニューラル・ネットワークを微調整できないのだろうか？

本章で挙げた仮説は、いずれも夢が人類の適応と生存を助けるメカニズムを説明するものだが、私にとって夢は、私たちが人間らしくあるために必要なものでもある。次章では、私たちが物語的アイデンティティ〔自分自身の人生や経験を物語としてとらえ、整理し、意味づけする能力〕と自己の意識を育み、ただ一人の人間として成長するうえで重要な役割を果たしている夢を見ていきたい。私たち誰もが経験する夢――悪夢である。

第2章

私たちには悪夢が必要だ

ジュリアは昼間、穏やかな生活を送っていた。ヨガを教え、ガーデニングを愛好し、ハイキングにいそしんでいた。しかし、彼女は何年ものあいだ、どこからともなく生じる恐ろしく暴力的な夢に悩まされていた。夢のなかで、彼女は両親の首が切断されるのを目撃した。自分がナイフで人を刺してしまうこともあった。ポッドキャスト『サイエンス・バーサス』で彼女が語ったところによると、その恐ろしさは細部まで忘れられず、目が覚めたあとも震えが止まらなかった。[1] そして新しい一日が始まり、恐ろしい夢の感覚が薄れてくると、今度は自分の脳が毎晩作り出す不気味な光景について考えずにはいられなくなった。悪夢の余韻は、しだいに翌日まで残るようになっていった。

かくしてジュリアは、悩ましい二つの生活を送ることになった。昼のあいだは健康的な習慣と前向きな感情に満たされていたが、夜になると想像上の暴力が自分に襲いかかってくるのだ。彼女は自分の心にひどく暴力的な考えが巣食っていることにとても困惑していた。なぜ自分が悪夢に苦しまなくてはならないのか、それを止めるためにはどうすればいいのかわからなかった。

ジュリアの夢と現実の生活はなぜこうも異なるのだろうか？　夢がどうしてこれほど不気味なものになるのか？　そして、この暴力的な悪夢はいったいどこから生じるのか？

先住民族の文化では、悪夢は悪霊や悪魔といった邪悪な存在によって引き起こされるものと信じられている。一部の文化には悪夢に対応する言葉すらなく、意識の境に通じる窓のようなものと考えられている。だが実際には、悪夢は通常の夢と同じく神経生物学的なメカニズムの産物である。つまり、悪夢の暗い光景は、私たち自身が生み出しているのだ。

多くの人にとって、悪夢とは睡眠にともなう厄介な副産物である。私たちを恐怖で包み込み、心臓を高鳴らせながら目覚めさせる。悪夢は恐怖の対象であり、人を悩ませるものだ。しかし、それでも必要なものであり、役に立つことさえある。私たちの想像を超える形で、助けとなってくれるのだ。

悪夢を理解するうえで重要なのは、悪夢を見たときの年齢、その原因、さらに悪夢の果たす役割を考えることである。このような特性を見極めることは探究の手助けとなる（もちろん、心の要素を単純に切り分けることはできないが）。この章でとくに注目したいのは、**幼少期に誰もが経験し、人によっては成人期まで続くような悪夢**である。そうした普遍性のある夢の内容が、子どものアイデンティティや自己意識を発展させる役割を担っている可能性があるからだ。悪夢には恐怖がともなうが、それが子どもの生活を破壊するようなことはめったにない。

別のタイプの悪夢は、通常大人が経験するものだ。そのような悪夢は睡眠を脅かすだけでなく、現実の生活にも影響を及ぼし、同時に私たちの心理状態を示す指標のような役割を担っている。悪夢はストレスや不安、あるいはトラウマによって引き起こされる。深刻なものや慢性的なものになると、**悪夢障害**という睡眠障害に分類されることがある。トラウマによる悪夢については、第5章でくわしく扱う。

ここではまず、悪夢とほかの夢との違いについて見ていこう。

悪夢はたんなる悪い夢や不快な夢ではない

悪い夢（bad dream）とは、ただバスに乗り遅れるとか嫌いな同僚と話すといった、ネガティブな感情をともなうような夢を指す。一方、悪夢（nightmare）は長く鮮明で恐ろしく、私たちを否応なしに目覚めさせる性質を持っている。

悪夢の筋書きは通常、私たちの生存や身体的安全、自尊心を脅かすものであり、その心理的な雰囲気は不安にまみれている。また、恐怖、怒り、悲しみ、混乱、嫌悪といった強い感情を引き起こすこともある。悪夢は私たちを目覚めさせるだけでなく、恐ろしい出来事を鮮明に思い出させるものである。

悪夢の内容は、ほかの主な夢のカテゴリーである楽しい夢や目標を追求する夢とは大きく異なる。そのような夢は空想的な要素を含むことが多いが、悪夢はたいていの場合、現実的な脅威と直面する形で描かれる。つまり、夢のなかで自分が攻撃を受けるのである。

悪夢がほかの夢と異なる点はそれだけではない。夢のなかでは通常、他人の思いや感情を推測することができるが、悪夢ではこの能力が失われることがある。理解できない敵による現実的な脅威に直面させることで、私たちの自己意識を高めているのだろうか。悪夢では、自分と「他者」が対立することが多い。

「夢のなかで死ぬことはない。死ぬときは現実世界で死ぬ」という言い伝えは今も広く信じられている。こうした伝承の出どころは不明だが、世代を超えて根強く残っていることはたしかだ。実際には、夢のなかで死ぬことはありうるが、その前に目が覚めることがほとんどである。

夢によって直接死ぬことはなくても、感情に満ちた夢が引き起こす生理的なストレスが原因で死亡することはある。私たちは、浅い睡眠、深い睡眠、レム睡眠からなる、およそ九〇分のサイクルを経験する。とくに**レム睡眠中は、もっとも鮮明で感情に満ちた夢を見ることが多い**。夜間、各睡眠サイクルを経るたびにレム睡眠の時間は長くなり、夢のなかの感情も強くなる。そのため、目覚める直前のレム睡眠が心臓麻痺のリスクと関連していることは驚くには当たらない。

悪夢を見ると、脳内の扁桃体（感情的な経験を処理する部分）が活性化する。呼吸が速く不規則になり、身体が汗をかきはじめ、心拍数が上昇していく。ある記録によると、悪夢を見ているあいだ、心拍数はわずか三〇秒で一分あたり六四回から一五二回へ上昇したという。しかし、ほとんどの悪夢は私たちの身体には何の痕跡も残さない。たとえその内容が、心に深く焼きつくものだとしても。

悪夢は多くの人を苦しめ、揺さぶり、変えてしまう性質を持っているが、その本質はいまだ謎に満ちている。悪夢の持つ不穏な力の源を突き止め、定量的に評価することは至難の業《わざ》だ。悪夢は主観的で個人的、かつ視覚的な感情のジェットコースターである。私たちはそれを睡眠中に経験し、目覚めたあとに主観的な意識でふり返るほかない。

悪夢は普遍的な現象であり、今も昔も人間を形作る要素である。悪夢は精神の不調でも異常でもない。影響を受ける人もいれば、受けない人もいる。誰もが悪夢を見る。人生経験、食生活、年齢、個人的な習慣は関係ない。どんなに穏やかな幼少期を過ごした人でも、悪夢は避けて通れないのだ。

また、悪夢の現れ方にも一定のパターンがある。それは、不吉なオルガンのメロディにあわせてニューロンが散発的に発火するというものではない。予測可能なのは悪夢の筋書きである。古今東西で**もっとも一般的な悪夢のテーマは、「失敗と無力感」、「身体的な攻撃」、「事故」、「追いかけられる」、「健康に関する不安や死」だ。**悪夢はしばしば幼少期の記憶に深く刻まれる。私たち一人ひとりが、人生で定期的に見る悪夢を思い起こすことができるだろう。そうした悪夢は私たちを驚かせ、心の底から動揺させるのである。

子どもは大人の5倍も悪夢を見る

そもそも私たちがなぜ悪夢を見るのか、考えたことはあるだろうか？　実際、悪夢を見ることにはどんな利点があるのだろう？　私の考えでは、悪夢は個人だけではなく、人類全体にさまざまな恩恵を与えてくれる存在である。とりわけ重要な利点は、人生の初期にもたらされるが、その内容はあなたを驚かせるかもしれない。

悪夢は、驚くほど予測可能なパターンで私たちの人生に現れる。**子どもは大人の五倍の頻度で悪夢を見ると推定されている。**幼少期の悪夢には、落下したり、追いかけられたり、邪悪な化け物が登場したりするものが多い。世界中のどの文化でも、子どもは夢のなかで怪物や悪魔、超自然的な存在に出会うと報告されている。この現象には何か理由があるのだろうか？　愛情と庇護を受けて育てられた子どもたちが、なぜ夢のなかで怪物を生み出すのだろうか？

幼少期のこのような特徴が形成される理由や背景を明らかにするのは難しいが、悪夢のパターンやテーマをもとに推測することは可能だ。

まず、恐ろしい夢が増える背景について考えてみよう。幼少期の悪夢は、認知能力が爆発的に成長する時期に現れる。この時期は、言語能力や社会性が花開くころでもある。また、幼い子どもは家庭で親やきょうだいと、学校で友人や先生と関わり合うなかで、**自分が世界でどのような人間であるのかという感覚を獲得しはじめる**。同時に、夜には頻繁に悪夢にうなされるようになる。おそらく、これらの要素は密接に絡み合っているのだろう。

それはなぜか。第1章で述べたように、私たちは生まれたときから夢を見られるわけではない。夢を見る能力は、幼少期に発達する。子どもの夢と目覚めているときの想像力は同時に成長するのである。**子どもの空間認識能力が発達し、三次元の世界を思い描けるようになると、夢は静止画ではなく動画のように映し出される**。五歳ごろになると、夢に自分が登場人物として現れるようになる。これは発達における正常な過程であり、はいはいや歩行、自転車の乗り方を学ぶのと同じことだ。そして、悪夢が始まるのはまさにこの時期である。

幼い子どもにとって悪夢はとくに恐ろしいものだ。なぜなら、**子どもは夢と現実を区別することができないからである。**五歳の子どもに「それはただの夢だよ」と言ったとしても、おそらく何の解決にもならないだろう。自分の夢が自分だけのもので、他人には見えない想像上の出来事だと理解するのは、ある程度の年齢になってからでなければ難しい。悪夢は子どもの発達において、夢の自己と悪夢が同じ時期に現れるのは偶然ではない。悪夢は子どもにとって、自分が独立した人間であり、他者とは異なる存在だと認識するための普遍的な認知プロセスなのかもしれない。また、夢を見ているときの思考と目覚めているときの思考を区別するのにも役立っていると考えられる。

大人になると、自己意識についてあまり考えることがなくなる。というのも、そのころには私たちの自己意識はすでに形成されているからだ。私たちは自分が何者であるかを知っている。個人としての存在を認識し、自分の性格や身体的特徴、思考や感情を理解している。また、親や子ども、兄弟姉妹、パートナー、友人、敵対者、同僚などと比べて、自分がどんな人間かを把握している。人間であるということは、複雑な社会の状況のなかで自分の立ち位置を見つけることである。自分が何者であるかという内的・外的な感覚は、

「**物語的自己**」や「**社会的自己**」とも呼ばれるが、これらはどれも子どもたちにとって未知の領域だ。個々の人間としての成長は、まさに学習という過程そのものである。幼い子どもは、自分に豊かで固有の内面があることを知りはじめたばかりだ。家族や仲間、町や近隣、学校、社会、文化という現実のなかで、自分の居場所を認識しはじめたばかりだ。自分が何者であるかを理解することで、子どもたちは自立心や自信を持ち、新しいことに挑戦し、学習する意欲を抱くようになる。

ここで、五、六歳の子どもが見る悪夢を紹介しよう。典型的な例としては、**夢のなかで怪物と戦う**というものがある。夢の世界で怪物に襲われた子どもたちは、その怪物が自分を怖がらせようとしていたと語っている。つまり、彼らは自分の内なる葛藤を表すような怪物を作り出しているのだ。子どもたちは、夢のなかで邪悪な他者と対峙《たいじ》している。幼い子どもにとって、自己意識がこのような形で脅かされる場面はほかにない。

子どもが成長するにつれて、悪夢の内容も心の発達にあわせて多様化していく。たとえば、悪夢の頻度は一〇歳ごろまで減ることがない。一二歳になると、男の子よりも女の子のほうが悪夢を見やすくなる。女の子の悪夢には主に人間や小動物が攻撃者として現れるが、男の子の悪夢には怪物や巨大な動物がしばしば登場する。性別による違いについては、社会性の獲得が重要な役割を果たしているという研究結果が出ている。この違いは思春期以降、減少する傾向にある。

思春期を迎えると、夢のなかで友人や社会的な出来事が果たす役割が大きくなり、性的な要素も現れはじめる。この時期に認知能力が成熟することで、悪夢を見る頻度は減少する。ただし、**ＰＴＳＤや精神障害を持つ人は例外で、悪夢がくり返し現れることがある。**さらにまれなケースではあるが、**特定の原因がなくても頻繁な悪夢にうなされる大人もいる。**このような悪夢は、子どもの悪夢と同じく想像力から生まれるが、睡眠や日中の身体機能に深刻な影響を及ぼすことはなく、眠りを恐れさせることもない。こうした症状は**悪夢障害**と呼ばれるもので、くわしくは第5章で説明したい。

大人になっても悪夢に悩まされることはあるが、その頻度は幼少期よりもはるかに少なく、月に一回程度という人がほとんどだ。主な原因は生活上のストレスだが、子どもも不安やストレスから悪夢を見ることはある。

悪夢の内容も大人になるにつれて変化する。幼少期のように怪物が主役ではなくなり、かわりに対人関係の問題、失敗、無力感などが中心になる。また、通常の夢とは異なり、見慣れない人物が多く登場する。ただし、先述したように、悪夢には幼少期から成人期にかけて共通する重要な要素がある。それは、怪物であれ無力感であれ、自己を脅かすような要素が含まれるということだ。

悪夢を見ることは、夢を見ることと同じく、認知能力の発達を示している。悪夢が多様な夢のなかでとりわけ注目される理由も、その過程を見れば明らかである。悪夢は、日常の経験では考えられないような方法で私たちの心を鍛え、私たちを形作り、自我を形成する役割を担っている。つまり、私たちの成長にとって必要なものなのだ。

悪夢を見ている脳に冷水をかける

一九五〇年代、脳神経外科医の草分け的存在であるワイルダー・ペンフィールドは、てんかん患者の覚醒下脳手術を行った際、悪夢の持続性を図らずも見出すこととなった。[2] 彼が手術で使用した電極は、患者たちの過去の記憶を鮮明かつ正確に呼び覚ました。子どもを出産する女性、母親が電話で話す声を聞く男性、蓄音機から流れる歌声。患者たちはこれらの体験を「思い出よりもリアルだった」と述べた。ペンフィールドはさらに、特別な種類の夢を何度も引き起こした——そう、悪夢を。

一四歳のある少女は、幼少期の恐ろしい思い出が悪夢となってよみがえったと語った。彼女は草原を歩いていた。兄たちが前方を歩いていたのだが、一人の男性が彼女のあとをつけてきて、おれの鞄のなかにヘビがいるぞと言った。彼女は男性から逃げ出し、兄たちに追いつこうとした。その出来事が、悪夢のなかで何度もくり返されたのである。ペンフィールドが脳の特定の場所に電極を当てるたび、当時の場面が再現され、彼女は発作を起こした。

私自身、先述した覚醒下脳手術で患者の側頭葉をマッピングした際、悪夢を引き起こしたことがある。そんなときは、電極を外せば悪夢は終わるのだが、まれに〝スイッチ〟が入ったまま持続してしまうことがあった。これは、悪夢がほかの認知活動と同じように、脳内での電気の流れによって引き起こされていることを意味する。電気の流れはニューロンからニューロンへ、数限りなくくり返されている。手術用の電極が電流を活性化させたあと、ニューロンの活動はブレーキの壊れた列車のように動きつづけ、自律的に続き、恐怖の光景が延々と再現されることになった。

このような場合、悪夢を止めるためには特定の脳領域の電気回路を鎮めなくてはならない。私はそれを、非常に基本的な方法で行った。ペンフィールドもおそらく同様の方法を用いただろう。無菌の冷水をそっと大脳皮質にかけ、電気活動を抑えて悪夢を打ち消したのである。患者は冷たさを感じなかったが、冷水はニューロンの代謝を抑制し、電位の発火を阻害した。そして、悪夢は収まった。

ペンフィールド（と私自身）の覚醒下脳手術においてとくに印象的だったのは、悪夢が脳の神経細胞構造の一部と化していたことだ。特定の恐ろしい光景が大脳皮質に組み込まれ、符号化されて、何度も正確に思い出された。結果として悪夢は持続したのである。

悪夢は次の世代に受け継がれる

悪夢を見ると、精神的にも肉体的にも大きな負担がかかる。呼吸が乱れ、心拍数が上昇し、強い感情が引き起こされる。そして、これらの反応には多くのエネルギーが必要とされる。先にも述べたように、**ある特徴や行動が多くのエネルギーを消費する場合（悪夢はその典型だ）、それに見合った利益がなければならない。**つまり、悪夢が役に立たないのなら、私たちが貴重なエネルギーを使う理由はないのだ。そのため、悪夢を単なる大脳の遺物だとか、盲腸のように進化の過程で不要になったものと見なすべきではない。悪夢は、かつては役に立ったが今はただのお荷物というわけではない。私たちが何世代にもわたって支払ってきたコストを考えれば、悪夢が進化の圧力のもとで生き残ってきた理由が見えてくる。**悪夢は有用だからこそ存在しているのだ。**

悪夢がどのように役立つのかを知る前に、まずはほかの夢との違いについて考えてみよう。悪夢は世代を超えて受け継がれている可能性がある。研究によると、頻繁な悪夢は同じ家族内で発生することがわかっている。フィンランドで行われた一卵性と二卵性の双生児三五〇〇組以上を対象にした調査では、悪夢に関連する遺伝子の変異が見つかった。[3]仮に悪夢を見る傾向が遺伝によって伝わるなら、夢の内容そのものも伝わるのだろうか？私たちは古典的な悪夢の筋書きを世代から世代へと引き継いでいるのだろうか？　たいていの悪夢はＰＴＳＤとは異なり、日中のトラウマとは関係なく、定型的なストーリーにもとづいて不安と恐怖を引き起こし、私たちの心臓を高鳴らせる。野獣に追われる、崖から転落する、誰かに襲われる……そのようなシナリオが、私たちの遺伝情報をつかさどる二重らせんに組み込まれているのだろうか？

こうした考えはさほど突飛なものではない。有益な行動特性が一つの世代から次の世代へ伝わるという考え方は進化心理学の中核をなすものであり、生物の行動も身体的特性と同じように自然淘汰の対象となる。たとえば、現在では遺伝子が注意力やワーキングメモリー（作業記憶）などの認知能力に影響を与えていることが広く認められている。また、遺伝子は幸福感やリスクテイキングの傾向においても、重要な役割を果たすと考えられている。

ある世代で獲得した行動特性が、**エピジェネティクス（後成遺伝）**という仕組みを通じて次の世代に受け継がれることがある。エピジェネティクスはＤＮＡそのものを変化させるのではなく、特定の遺伝子のスイッチを切り替えるメカニズムを持っている。これによって、遺伝子レベルでの緩慢な変化を待つことなく、特性が次の世代へ受け継がれる。つまり、ＤＮＡが変化しなくても、遺伝情報が異なる形で発現するのである。

実際、行動特性が身体的特性と同じようにエピジェネティクスの影響を受けていることは証拠によって裏づけられている。研究の分野で人気を博しているＣ・エレガンスという線虫を例にとろう。この線虫がある世代で危険なバクテリアを避けることを学習すると、同様の回避行動が次の世代にも受け継がれることがわかっている。[4]

人間もまた、エピジェネティクスを通じて、ある世代で獲得した特性を子孫に伝えることがある。私たちの身体のほぼすべての細胞には、人体の設計図である遺伝情報がおよそ二メートル分詰まっている。細胞はそうした遺伝情報のうち、どの部分をコピーし、どのタンパク質を作るか決めることで、脳細胞や皮膚細胞へと分化する。また、環境の変化によって、遺伝情報の特定の部分がコピーされたりスキップされたりして、異なるタンパク質が生成されることがある。身体は特定のＤＮＡのコピーを抑制または促進する分子マーカーを生み出すことでこれを調整する。

たとえば、あなたがタバコを吸ったり身の回りの毒素にさらされたりすると、ＤＮＡの発現を変える分子マーカーが（一時的なものを含めて）生み出される。ＤＮＡが家全体の設計図だとすると、遺伝子の発現は家のドアや窓を作るということに相当する。ある世代での遺伝子の発現は、親から子へと受け継がれることがある。タバコをやめたり、身の回りの毒素を避けたりすれば、時間とともにＤＮＡは正常な状態へと戻るだろう。

悪夢を見やすい体質が親から子へ受け継がれるとしたら、私たちが眠っているときの心に先祖の夢が影響を及ぼしていることも十分に考えられる。

金縛り（睡眠麻痺）では何が起こっているのか

朝、目が覚めても身動きがとれず、恐怖にとらわれている状況を想像してほしい。あなたの呼吸は怖さのあまり荒くなり、胸に重いものが乗っているような息苦しさを味わう。そのうえ、轟音のような耳鳴りがしたり、身体に電気のような衝撃や振動が走ったり、浮遊感や誰かに触られているような感覚を覚えたり、悪魔の笑い声のようなものが聞こえたりする。あげくには、人や動物、あるいは邪悪な何かがすぐそばであなたのことを脅かしたり、触ったり、窒息させたり、身体を通り抜けたりしている……。このようなとき、あなたは睡眠麻痺という現象を体験しているのだ［日本では金縛《かなしば》りとして知られる現象］。

推計によると、全人口の四〇パーセントが一生のうちに一度は睡眠麻痺を経験するという。睡眠麻痺はありふれた現象であり、世界中のさまざまな文化で、細部こそ異なるが驚くほど似た説明がされている。古代メソポタミアでは、睡眠麻痺は眠っている女性に性的な悪戯《いたずら》をしようとする男性の悪魔・インキュバスや、その女性版であるサキュバスによって引き起こされると考えられていた。また、イタリアのローマの北東に位置するアブルッツォ州では、睡眠麻痺はパンダフェケと呼ばれる邪悪な魔女が原因だとされた。さらに、エジプトではジンという悪霊によって、中国では幽霊の訪れによってもたらされると考えられた。イヌイットの文化では、夢を見ている人の魂が無防備になったとき、シャーマンの攻撃を受けることで起こるとされた。一八世紀のスイス生まれの画家、ヨハン・ハインリヒ・フュースリーは睡眠麻痺をテーマに、眠っている女性の胸の上にしゃがむ小鬼《ゴブリン》に似た悪魔を描いた。近年では、誘拐を企む宇宙人が原因だとする説もある。睡眠麻痺のように心臓が激しく高鳴る幻想的で恐ろしい体験には、のきなみこうした説明がされるようだ。「悪夢（ナイトメア）」という言葉の起源は一三〇〇年ごろまでさかのぼる。もともとは「ナイト（夜）」と「メア」という二つの単語からなる言葉だった。メアとは、眠っている人々を苦しめる悪霊のことである。睡眠麻痺はときに性的暴行を受けているような感覚を生み出すことから、インキュバスやサキュバスによって引き起こされる恐ろしい体験と信じられていた。

一六四四年、オランダ人医師イスブラント・ファン・ディーマーブルックは睡眠麻痺に関する最初の臨床報告を行った。『インキュバス、または夢魔《ナイトメア》』と題されたその報告書は、睡眠麻痺が引き起こすパニックと恐怖感を的確に表現している。「夜、彼女（患者の女性）が眠ろうとすると、まるで悪魔が身体の上に乗っているような、あるいは大型犬や泥棒が胸の上にいるような息苦しさに襲われ、ほとんど話すことも呼吸することもできなかった」

睡眠麻痺には、「身体の麻痺」と「息苦しさ」という二つの主要な特徴がある。これらの感覚は多くの場合、侵入者が近くにいるような不気味な気配や、胸の上に獣が乗っているような錯覚をともなう。神経科学者たちは、このような現象が同時に起こるメカニズムをどう説明しているのだろうか？

睡眠時の筋肉の麻痺は、私たちが鮮明な夢を見ている際、身体の安全を保つうえで重要な役割を果たしている。でなければ、蹴ったり、転がったり、泣き叫んだり、私たちは夢の内容を実演してしまうだろう。これは、脳は眠っているが身体は目覚めている状態の患者に見られる行動だ（くわしくは第5章で説明する）。一方、睡眠麻痺はその逆で、脳は覚醒しているが身体は眠った状態、すなわち意識が身体という器に閉じ込められたような状況を指す。

睡眠麻痺の最中に息苦しさや胸の重みを感じるのは、睡眠時に麻痺する筋肉とそうでない筋肉があるからだ。横隔膜は肺に空気を送るための主要な筋肉だが、睡眠時に起こる麻痺の影響を受けないため、私たちは寝ているあいだも呼吸できる。一方で、肋骨のあいだや首の前部にある呼吸筋は、胸郭を広げて肺のすみずみに空気を取り入れるための筋肉だが、睡眠時は麻痺している。私たちがこうした「補助呼吸筋」を使うのは、坂道を駆け登ったときや、何か邪悪な存在が近くにいるかもしれないと恐れたときだ。補助呼吸筋が麻痺すると、人はパニックに陥り、息を吸おうとしても、思うように吸い込めなくなる。睡眠麻痺に陥ったとき、窒息した感覚を覚えるのはおそらくこのためだろう。

睡眠麻痺の一般的な特徴は、世界中のさまざまな民族や文化の研究で報告されているように、誰かが忍び寄る感覚である。この奇妙で強力な現象の原因は、耳の後ろ斜め上に位置する脳の部位である側頭頭頂接合部《そくとうとうちょう》の活性化にあると考えられている。これは側頭葉と頭頂葉の境界にある領域で、刺激を受けると独特な現象が混在して起こる。たとえば、統合失調症の人は自分の行動が他人に引き起こされたものと思い込む。だが、この部分の働きについてもっとも有力な証拠を提示するのは、おそらく覚醒下脳手術である。

側頭頭頂接合部に電気刺激を与えると、近くに誰かがいるような錯覚が生じることがある。ある症例では、てんかんの治療のために覚醒下脳手術を受けていた二二歳の女性が、左の側頭頭頂接合部に電気刺激を受けた際、背後に誰かがいるような気配を感じた。[5] その後も二度の電気刺激が行われたが、横になっていた患者はそのたびに男性が近くに隠れているような感覚を覚えた。次の電気刺激で女性は身を起こし、膝を胸に引き寄せた。男に抱きしめられたかのような不快な感覚を味わったというのだ。さらに、女性が言語テストのためにカードを手にすると、男がそれを奪おうとしているような感じがした。彼女は部屋のなかにもう一人いると感じただけでなく、いつしか相手の行動から敵対的な意図を感じるようになった。

どこからどこまでが自分の身体で、どこからが他人なのか認識できるのは、側頭頭頂接合部が触覚とフィードバックを処理しているおかげである。睡眠麻痺の中心的な要素である謎の人影は、脳のこの部分に何らかの電気的な異常が起きたために生じるものであり、そんなとき私たちの脳は想像上のぼんやりとした影に不気味で悪意を持った「他者」の姿を投影していると考えられる。

睡眠麻痺の最後の部分――そしてもっとも説明が難しい部分――は、**睡眠と覚醒の狭間で見るゴブリンや悪魔、インキュバス、サキュバス、幽霊、宇宙人などの幻覚である。**これらの現象の科学的な根拠はいまだ見つかっておらず、調査も進んでいない。あえて仮説を立てるなら、こういったことが起こるのは私たちが目覚めているとき、神経伝達物質のセロトニンがほかの覚醒をうながす神経伝達物質とうまく調和しない形で作用しているからかもしれない。結局のところ、そうした幻覚はセロトニンの調節による強烈な幻覚体験に近いものである。

セロトニンは神経伝達物質の一種であり、選択的セロトニン再取り込み阻害薬といった抗うつ薬によって増強される。しかし、その主な役割は覚醒をうながし、レム睡眠を抑制することであり、うつ病や気分とは直接の関係はない。眠っているあいだ、セロトニンの放出は抑制され、目覚めるとふたたび増加する。

もちろん、睡眠麻痺はただの物理現象ではない。夢を見ているときの脳が一貫性と心地よさを求めて物語を作り出すように、**睡眠麻痺の最中、私たちの脳は奇妙で恐ろしい経験に意味を見出そうとする。**ここで、文化や信念が重要な役割を果たす。すなわち、夢を見ている人の育った場所や信念によって、睡眠麻痺の体験はまったく異なるものとなるのだ。たとえば、もしあなたがイタリアやエジプトなど、睡眠麻痺が邪悪な魔女や悪魔といった悪しき存在によって生じるとされる場所で育ったなら、あなたの睡眠麻痺は、迷信のないほかの地域で育った人々よりも深刻になるだろう。肝心なのは、心の持ちようなのだ。

目覚めたとき、身体が麻痺していたとする。そんなとき、近くに邪悪な何かが潜んでいるとか、悪意に満ちた力に襲われて身体がおかしくなったと思い込んだら、パニックはさらに増加するだろう。恐怖に襲われ、呼吸は苦しくなり、胸は圧迫され、強烈なトラウマが残るかもしれない。

では、睡眠麻痺に襲われたときはどうすればいいか？　息苦しさや胸の圧迫感、幻覚、恐怖にどう対処すればいいのだろうか？　なにしろ、これほどの恐怖体験は人生でもめったにないことである。覚醒した頭を使って、この超現実的で恐ろしい状況を乗り越えなければならない。不安や恐怖を生み出しているのが心である以上、その対処にも心を使えるはずだ――パニックと恐怖に対する「戦うか逃げるか」反応を抑えるのである。

睡眠麻痺になったら無理に動こうとはせず、現在のこの状況は一時的で無害なものであると考えよう。何も恐れることはない。目を閉じたまま、部屋のなかに感じる気配はすべて想像の産物だと自分に言い聞かせる。何か前向きなことを思い浮かべるのも効果的だ。

悪夢を鎮める方法

冒頭で述べたジュリアの事例に話を戻そう。悪夢を見たあと、ジュリアはときに震えながら、あるいは涙を流しながら目を覚ました。翌日は不安にさいなまれ、悪夢による強烈な感情も残ったままだった。

悪夢はもっとも強烈で忘れがたい夢である。そのため、ジュリアの場合と同じように、日中の不安が増幅することがある。悪夢を見た翌日は、通常よりも不安感が高まり、精神的に不安定になることが多いといわれる。睡眠日誌をつけている看護師を対象とした調査では、ストレスの多い日を過ごしたあとは悪夢を見やすく、悪夢を見たあとはストレスの多い日を送りやすいことがわかっている。つまり、**悪夢とストレスは健康を害する負のスパイラルを引き起こしかねないのだ。**

頻繁な悪夢に対する反応としてありがちなのが、眠りを避けることである。理屈としては、眠らなければ悪夢を見なくて済むというわけだが、実際には逆効果だ。みずから不眠に陥ることで、概日リズムが乱れ、結果としてさらなる悪夢を招いてしまう。では、トラウマを原因としない、くり返し生じる悪夢にどうやって対処すればいいのか？

まずは、**夢が豊かな想像力の産物だと理解することが大切だ。**悪夢は非常に複雑であり、まさに想像力の極限を示すものだ。夢を見るとき、私たちの意識は内に向き、イマジネーション・ネットワークが活性化する。もっとも、それは自律的に機能するわけではない。イマジネーション・ネットワークは脳によって生み出され、私たちの心の状態に左右される。すなわち、私たちは夢に対して主体的に影響を及ぼすことができる。

研究の結果、**自己暗示、あるいはドリーム・インキュベーションと呼ばれるプロセスに**

よって夢を特定の方向に誘導できることが判明している。やり方は以下のとおりだ。まずは、**眠りにつく前に「〇〇の夢を見たい」と自分に言い聞かせる。**もしくは、**夢のなかで会いたい人や見たい光景を想像する。**また、それを絵に描いてナイトテーブルの上に置いておくのも効果的だ。夢は視覚的な体験であり、これらの方法を実践することで、夢の世界を積極的に楽しむことができる。

悪夢を引き起こすのは主に不安やストレスであるため、それをセラピーなどで軽減することで、悪夢を見る頻度を減らすことができる。また、夢は私たちの心の反映でもあるので、瞑想やヨガなどを通じて就寝前に心を落ち着かせることも有益だ。眠る前に気分をリフレッシュすれば、きっと夢見もよくなるだろう。

ジュリアは、穏やかな生活を脅かす暴力的な悪夢に苦しむようになったことから、友人の勧めでセラピストに相談し、イメージリハーサル療法という治療法を学んだ。**イメージリハーサル療法とは、悪夢の内容を書き換えて無害化する試みだ。**訓練を受けた専門家が指導するこの治療法では、通常一回二時間のセッションを計四回にわたって行う。最初の二回のセッションでは、悪夢が睡眠に与える影響や後天的に発生するメカニズムについて学ぶ。後の二回では、悪夢を別のストーリーに変えるため、日中にイメージの視覚化とリハーサルを行う。これは一見すると、悪夢のように深刻で差し迫った問題への対策としては単純すぎるように思えるかもしれない。だが、実際には綿密な研究にもとづいたものであり、セッションが終わってからも効果が持続することがわかっている。

ジュリアに求められたのはくり返し見る悪夢を思い浮かべ、その内容を暴力的で恐怖に満ちたものから楽しく幸せなものに変えること、そして、目覚めているあいだにそれをくり返し自分に言い聞かせることだった。これによって、悪夢を克服する手段が見出されることとなった。悪夢もほかの夢と同様に、私たちの想像力の産物なので、その根源である想像力を使って、恐ろしい影響を打ち消すことができるのだ。私たちは想像力を駆使して、陰惨で荒々しい物語を明るく穏やかな内容に書き換えることができる。イメージリハーサル療法を通じて、新しく無害な夢のシナリオをできるだけ詳細に書き起こし、視覚化することもできる。

ジュリアはこの治療法を使って、とくに頻繁に見る悪夢に対処しようと考えた。多くの悪夢がそうであるように、彼女の夢もごくありふれた光景から始まり、しだいに悪いほうへ向かう。夢のなかで、彼女が親友とともに南スペインの美しい町を歩いていると、突如として爆弾が落ちはじめ、辺り一帯に破壊と血の海が広がる。ジュリアと友人はパニックになって逃げ回るが、どこにも逃げ場は見つからない。こうした悪夢の内容をジュリアはイメージリハーサル療法を使って書き換えることにした。セラピストのアドバイスをもとに、匂いや触感、味などの詳細な感覚を夢につけ加えたのである。新しい夢のストーリーは、悪夢と同様にスペインの美しい町を散策するシーンから始まるが、今度は爆弾が降りそそぐことはない。彼女が友人とともに町の外へ出て、花や美しい木々が広がる公園でくつろいでいると、暖かな風が顔をなでる。ジュリアはこの楽しいバージョンの夢を書き起こし、二週間かけて何度も自分に言い聞かせた。さらにその際、書き換えた夢の内容を細部まで鮮明に思い浮かべた。

最初は、こんな簡単な方法で悪夢を鎮めることができるのか半信半疑だったが、結果としてイメージリハーサル療法は功を奏した。

彼女はこの治療法をほかの厄介な悪夢、たとえば、夜誰もいない通りで男に追いかけられる夢にも試してみた。すると、夢のなかの男はもはや彼女に危害を加えることはなく、むしろ彼女が失ったものを返そうとするのだった。新しい物語はすべて悪夢と同じように始まったが、その結末は無害で楽しいものに変わった。イメージリハーサル療法を始めてから四年間、ジュリアはほとんど悪夢を見なくなった。

だが結局のところ、ジュリアの悪夢の原因ははっきりとしなかった。彼女は不安やストレスなどの悪夢を引き起こす要素とは無縁の生活を送っていた。抑うつ状態にあるわけでもなく、悪夢の原因となるトラウマを抱えているわけでもなかった。第5章でくわしく説明するが、成人後の頻繁な悪夢は、より深刻な健康問題を示している可能性がある。しかし、ジュリアの場合はそうではなかった。彼女が頻繁に悪夢を見るようになったのは幼少期からである。世のなかには子どものころに見た悪夢に成人後も悩まされつづける人がいるが、ジュリアもその一人だったのかもしれない。幼いころに強く印象づけられた認知プロセスが、完全には消えていなかった可能性がある。

明晰夢もまたイメージリハーサル療法と同じように、慢性的な悪夢に苦しむ人に効果をもたらしてくれる。**明晰夢とは、眠っているときにこれは夢だと自覚しながら見る夢のことである**（くわしくは第6章と第7章で述べる）。明晰夢を見る人は、事前に夢のシナリオを書き換えなくとも、悪夢が起きている最中にそれを改変することができる。さらに、明晰夢を見ることで悪夢を見る頻度が減少し、悪夢の恐ろしさが薄れるという研究結果もある。明晰夢を研究する専門家によると、すべての人が悪夢の最中に明晰夢を見られるわけではないが、被験者は一般に、悪夢の回数が減少したり、悪夢そのものに変化が生じたりしたと報告している。ただし、悪夢が克服できると信じることで内容が変わったという可能性も考えられる。

注意してほしいのは、**くり返し見る悪夢が心的外傷後ストレス障害（PTSD）に起因する場合、それを抑えようとすると別の問題にフタをしかねない**ことだ。なぜなら、そのような夢はジュリアの場合とは異なり、本人の想像力からではなくトラウマから生じているからである。ＰＴＳＤ患者の悪夢は、いわば眠っているあいだに脳内で起こるフラッシュバックである。このようなトラウマにもとづく悪夢は現実の出来事に由来するため、通常の悪夢よりも苦痛をともなうことが多く、単なる想像力の産物としては片づけられない。これまでのところ、トラウマによる悪夢からの脱却は困難をきわめている。一部のケースでは、恐怖や驚きの反応を抑えるための薬物療法が成功しているが、そのような治療法は一般に頭痛や眠気、脱力感、吐き気などの副作用をともなう。

ニューメキシコ大学のバリー・クラクフ博士は、イメージリハーサル療法を使ってＰＴＳＤによる悪夢を通常の悪夢と同じように軽減できないか調査することにした。[6]彼は、性暴力の被害者で中等度から重度のＰＴＳＤを抱える人々にイメージリハーサル療法を試みた。被験者たちは、三時間のセッションを三回受講した。最初に学んだのは、悪夢が初めのうちはトラウマの感情面での処理に役立つが、その後は有益な役割を果たさないということだった。次に、悪夢は日常の習慣や学習した行動と同様に、意図的に緩和できることを学んだ。さらに、被験者たちは一つの悪夢を選んで書き換え、その内容を一日五分から二〇分のあいだ頭のなかでリハーサルするように指示された。また、トラウマや悪夢の内容については口外しないようにと念を押された。その後、クラクフのチームは被験者たちを三カ月後と六カ月後に追跡調査した。すると、書き換えた悪夢をリハーサルすることで、悪夢の頻度が減少し、睡眠の質も向上したことがわかった。

悪夢は一見すると、何の役にも立たないように思える。決して楽しい内容ではないし、目覚めているときの生活にいい影響を及ぼすわけでもない。しかし、どんなに苦しくつらいものであっても、悪夢は単なる睡眠の不具合ではない。幼少期に誰もが経験するものであり、私たちの神経生理学的な構造に深く根ざしているのだ。悪夢は、現実の体験ではおよそ不可能なやり方で私たちの心を成長させ、周囲とは異なる人間として自己を確立するのを助けてくれる。つまり、私たちの心の形成に一役買っているのだ。そして、次の章で述べるように、脳を作り出しているのはそうして形成された心なのである。

第3章

夢のなかで浮気するのはなぜか——性的な夢

性的な夢は、人間の本質の一部である。抑えようと思って抑えられるものではない。また、更年期を迎えても、化学的去勢を行っても終わることはない。**性欲が旺盛か否か、結婚しているかどうかも関係ない。性的な夢は誰もが見るものである。**

世界で行われた人口調査によると、イギリス人の九〇パーセント、ドイツ人の八七パーセント、カナダ人の七七パーセント、中国人の七〇パーセント、日本人の六八パーセント、アメリカ人の六六パーセントが性的な夢を見たことがあるという。調査の範囲をセックスの夢だけでなくあらゆる種類の性的な夢に広げると、見たことがあるという回答は九〇パーセントを超える。これほどの普遍性を持つ夢は、悪夢をのぞいてほかにない。悪夢も性的な夢も、私たちが目覚めているときの生活に多大な影響を与えるが、これはおそらくそうなるようにできているからである。

ある推計によると、夢全体の一二分の一は性的なイメージをともなっている。研究者によって意見は異なるが、性的なイメージのなかでとくに多いのは、上から順にキス、性交、官能的な抱擁、オーラル・セックス、自慰行為である。キスがもっとも多いことは驚くには当たらない。人間のさまざまな感覚に対応する大脳皮質の地図を作成したところ、舌と唇が異常に大きなスペースを占めていることがわかっている。

内容がキスであろうとそれ以上であろうと、性的な夢は決して無視できない存在だ。私たちは性的な夢を見ることで、快楽を感じたり、嫉妬に満たされたり、しばしば困惑したりする。以前のパートナーとの性的な夢にはどんな意味があるのか？　パートナーがほかの人との性的な夢を見た場合、どう考えたらよいのだろうか？　自分やパートナーの夢について心配すべきなのか？　夢は私たちの本当の欲望を表しているのだろうか？

性的な夢もまた想像力の表れである

人間関係が性的な夢に及ぼす影響について調べたところ、独り身の男性のほうが恋人のいる男性よりも性的な夢を多く見ることがわかった。また、女性はパートナーがほしいときや恋愛感情が高まったときに性的な夢を見る傾向があるが、男性は同じ状況でそうなることは少ない。しかし、男性と女性で共通する点もある。**ほぼすべての人が、夢のなかで**

浮気をするのだ。

これについて、どう考えればいいだろう？　夢の創造者である私たちは、毎夜くり広げられるドラマのキャスティングや舞台、演出を担当している。私たちが見る夢は、自分自身が作り出した官能的な作品である。パートナーを裏切る夢は浮気の願望か、少なくともその素地があることを示しているのだろうか？　性的な夢が性欲の表れでないとしたら、いったい何を意味しているのだろうか？

これらの疑問に答えるには、まず性的な夢がどんなもので、どのようにして生じるのかを理解する必要がある。先にも述べたとおり、すべての夢は私たちの想像力とイマジネーション・ネットワークの産物であり、覚醒時のルールや論理に縛られない視覚的で感情的な物語である。夢を見ているあいだ、**エグゼクティブ・ネットワークは休止状態にあるが、その一方イマジネーション・ネットワークは解放されており、私たちの記憶や日常生活で出会う人のなかから緩やかな連想や結びつきを探し出す。**新しい視点から物事を見ることで、過去の経験をより深く理解し、将来の展望を見通せるようになる。夢のなかでの自由な心のありようは、目覚めているときには想像もつかないようなシナリオの追求を可能にする。私たちはそれによって、人生で出会う人々を思いがけない形で、あるいは性的な視点で見るようになる。

夢を見ているあいだは論理的思考を担うエグゼクティブ・ネットワークがオフになっているため、私たちは性的な想像力を抑えることができない。その結果、性的な夢は分別や道徳から逃れ、ときには自分の良識をも超えた内容になる。目覚めているときには禁じられていたり想像も及ばなかったりするような性的な接触やシナリオも、夢のなかでは可能になる。

研究者がまとめた報告によると、私たちは夢のなかで束縛から解放されている。**性的な夢が現実の性生活を忠実に再現することはほとんどなく**、実生活でパートナーがいたとしても、夢のなかではめったに登場しない。かわりに、バイセクシャルなどふだんとはまったく異なる性的交流への関心が高まることが一般的である。

夢のなかでは誰とでも自由に関係を持つことができる。そのような自由が与えられた場合、私たちが求めるのはいったいどんな人物だろうか？　意外に思うかもしれないが、性的な夢で理想的なセックスの相手が現れることはない。私たちが作り出すのは絵に描いたような美男美女ではないし、極上の夢物語にふさわしい特徴を備えた人物でもない。**通常性的な夢に現れるのは、目覚めているときは何とも思わない（あるいは、抵抗感さえ抱くような）人たちである。**具体的には、元パートナー、上司、同僚、友人、知人、若いころの家族など、自分にとって身近な人物が登場することが多い。事実、性的な夢で身近な人が現れるケースは五件中四件にのぼり、夢のなかで性的な接触が起こるのは本人にとってなじみ深い場所である。

これは、**性的な悪夢**が起こりうることを意味している。奇妙な人物や不快な人物との異常な性体験を夢に見たら誰しも困惑するだろうが、そのような夢を見るのは、イマジネーション・ネットワークが別の種類の社会的認知、とくに性的な状況における力関係を探し求めているからかもしれない。

もちろん、性的な夢に有名人や歴史上の人物が登場することもある。これについては、「**ハル・ベリー・ニューロン**」という神経細胞が理解を助けてくれる。神経外科医と研究者がタッグを組んだ一連の主要な学術研究によって、私たちの脳には家族や幼少期に住んでいた家、著名人（俳優のハル・ベリー）や観光地（シドニーのオペラハウスやパリのエッフェル塔）など、身近な人物や場所に関連したニューロンが存在することがわかっている。

英レスター大学のロドリゴ・キアン・キローガ教授がこの驚くべき発見に至ったのは、てんかん患者の手術前、脳の大脳皮質に髪の毛ほどの細さの電極を挿入したときのことだった。[1] 電極が用いられたのは、電気信号を検出するためだ。**脳は通常、電気信号によって活動しているが、てんかん発作はこの活動を乱してしまう。**

てんかんは脳で発生する激しい雷雨のようなものであり、脳波を乱すことによって脳の正常な機能を妨げてしまう。てんかんの発作は一般に薬物療法で抑えることができるが、抑えきれない場合は手術を行うこともある。手術を成功させるには、発作の発生源（医学的には発作起始域と呼ばれる）とそれがどのように広がるかを正確に特定しなくてはならない。そのために行われるのが脳マッピングである。患者は数日から数週間入院し、発作が起こるまで脳波を測定される。発作がどこから始まってどのように広がるかがわかれば、外科手術で発生源の脳組織を除去し、発作を止めることが可能になる。

キローガの研究対象である患者も、てんかん発作の発生源と思われる場所に頭蓋内電極が差し込まれた。具体的には側頭葉の内側、つまり耳の上端から前方斜め上にある部分を頭の中心に向かって進んだ領域である。ここには、人間の記憶をつかさどる海馬と、感情を調節する扁桃体が存在する。

キローガは個々のニューロンに何が起きているのかを調べるため、患者の頭に微細な電極を挿入し、単一細胞記録法《シングル・セル・レコーディング》という手法を用いて、頭蓋内電極の信号から個々のニューロンが発火しているかどうかを調査した。海にたとえるなら、潮の流れを見るのではなく、一つひとつの波を観察するようなものである。過去にカリフォルニア大学ロサンゼルス校で行われた同様の研究でも、側頭葉の内側で電気的に活性化した個々のニューロンが人間の顔と無生物を区別し、特定の感情表現——幸福、悲しみ、怒り、驚き、恐怖、嫌悪——を識別することが判明している。

キローガのシングル・セル・レコーディングは驚くべき結果を示した。個々のニューロンが著名人の写真に対して別個に反応することがわかったのである。ある患者の場合、一つのニューロンがハル・ベリーの写真に反応したが、ほかの人物や場所の画像には反応しなかった。そのニューロンは彼女が衣装を着ている写真にも、彼女の名前だけが表示された画像にも反応した。別の患者の場合、一つのニューロンが俳優のジェニファー・アニストンの写真に反応したが、ほかの著名人や一般人、動物や建物の写真には無反応だった。

脳内の細胞が著名人の画像や表記に反応するとわかったことで、彼らが私たちの生活に及ぼす影響の大きさが明らかになった。これは非常に興味深い現象である。著名人は文字どおり私たちの神経構造に根を張っている。彼らに対する私たちの反応は、長年の友人や隣人など身近な人物への反応と同じだった。**著名人は物理的な場所、すなわち私たちの脳内のニューロンに存在しており、彼らが性的な夢に登場する場合、それは身近な人物が出てくる夢と同じようなものと見なすことができる。**

では、登場するのが隣人であれ著名人であれ、性的な夢には何か意味があるのだろうか？　もしあるとすれば、私たちに何を伝えようとしているのだろうか？

こうした問いは、夢のなかの自分と目覚めている自分との関係、そして夢の光景と現実の世界との結びつきに深く関わっている。もし夢が現実の世界を忠実に反映したもので、夢のなかの自分が目覚めている自分と同じなら、夢のなかの行動はすべて、目覚めているときに私たちが行うであろうこと、あるいは、行いたいと願っていることになるだろう。また、もし夢が日常生活の延長だとしたら、私たちの夢の報告と現実の日記の内容は区別がつかなくなってしまう。

しかし、もちろんそんなことはありえない。では、目覚めている自分と夢のなかの自分はどれほど深くつながっているのだろうか？　そして、性的な夢を引き起こしているものはいったい何なのか？

性的な夢を引き起こすものは何か？

研究者たちは長年にわたり、覚醒時の行動と性的な夢の関連を追い求めてきた。彼らは性交渉の頻度や恋愛関係における満足度、嫉妬深さといった覚醒時のふるまいや性格について、アンケート調査を実施した。また、被験者に睡眠実験室で夜を過ごしてもらい、就寝前にポルノ雑誌やビデオを観てもらうことで、性的な夢を誘発しようと試みた。その結果、意外なことが明らかになった。性的な夢は、セックスの回数や自慰行為の有無とは関係がなく、ポルノに接する頻度とも無関係だったのである。**性的な夢を見るかどうかは、主に目覚めているときにどれだけ性的な空想にふけっているかにあった。**

これがどれほど興味深いことか考えてみてほしい。**性的な夢は私たちが起きているあいだ何をするかではなく、何を考えるかによって生じるのだ。**

だが、なぜ性的な夢が日中の空想と結びつくのだろうか？　そして、なぜ実際の性行動とは結びつかないのだろうか？　ここで思い出してほしいのが、私たちの夢を作り出す原動力、イマジネーション・ネットワークである。覚醒時に想像力が豊かで空想にふけりやすいほど、創造的な夢を見る可能性が高くなる。同様に、覚醒時に性的な想像力が豊かであるほど、睡眠中に性的な夢を見る可能性も高くなる。

しかし、日中の空想と性的な夢には重要な違いがある。日中に空想しているときは、性的衝動を抑えるエグゼクティブ・ネットワークが性的な思考を抑制しているのだ。こうした抑制作用は、夢を見ているあいだは消えてなくなるため、性的な夢は非常に創造的で探究的なものになる。

日中の空想が実現し得ない性的願望を表したものだとすれば、性的な夢は淫らな思考実験だ。夢のなかでは性転換したりバイセクシャルになったり、日中には想像もできないようなことが起こりうる。これが、ジークムント・フロイトが言及した潜在的な欲望の表れかどうかは断言できないが、私たち人類の存続のため、性の柔軟性と独創性がある種の認知的なプラットフォームとして発現した可能性はある。先述したように、夢のなかでの〝ありえない展開〟は人類の適応力を高めるのに役立っているのかもしれない。生存のために創造性や復活力が求められるような予期せぬ出来事に対応するため、準備を整えているのだ。創造性と探究心に満ちた性的な夢は、私たちの欲望に柔軟さをもたらし、子孫を残すための準備を促している。私たちの祖先は集団の半数が病気や外敵によって死亡したときに備え、性的な夢を通じて部族内で新たな関係を築く準備をしていたのかもしれない。ここから、性的な夢が身近な人物に焦点を当て、それ以外にはあまり関心を示さない理由が明らかになる。すでに述べたとおり、性的な夢に登場する人物の多くは私たちが現実の世界で関わる人々だが、夢の中での関係性は現実とは異なるものであることが多い。

このように、性的な夢は私たちの実際の欲望を超えるものであり、欲望そのものを具現化したものといえる。性的な夢は私たちの性的衝動の対象範囲を広げ、性を探求させ、性的関心に柔軟さを与える役割を果たしている。これは、生物としての最優先事項が生き残ってなるべく多くの子孫を残すことであることを考えれば合点がいく。

性的な夢は性的な行動よりも先に生じる

イジーは一二歳の中学生のころ、ある著名人と恋に落ちる性的な夢を見たことがきっかけで、夢日記をつけはじめた。彼女はそれを二二歳になるまで書きつづけ、あわせて四三〇〇を超える日記をドリームバンクと呼ばれる夢研究のためのオンライン・データベースに寄贈した。[2]イジーの夢日記には、ときおり現れる家族の描写に加えて、同級生や俳優への想いから生じた数多くの夢が事細かに描写されている。一三歳のとき、彼女は夢のなかで男の子になって女友達とセックスをした。一七歳のときには、映画のなかで男性と性的な関係を持つ夢を見た。

　興味深いことに、イジーは二五歳まで性行為の経験がなかったという。なぜ彼女は実際に経験する前に性的な夢を見たのだろうか？　性的な夢が、現実の性行為に先立って脳を作り変えるための認知的な合図として働いたのだろうか？

　こうした問いに答える前に、まずは脳と心の違いについて理解しておこう。ここでいう脳とは物理的な構造、つまり約一三六〇グラムの「考える肉」を構成するさまざまな領域（葉《よう》）を指す。一方、心は脳から生まれるものであり、具体的には葉どうしのつながりやニューロンの発火によって生じるものを意味する。脳が街路やビル、送電網、地下鉄のトンネルからなる都市の全体図だとするなら、心は日常生活のさまざまな活動やそれに携わる人々、乗り物の動きを表す。コンピューターでいえば、脳はハードウェアであり、心はソフトウェアだ。しかし、外部で作られたソフトウェアをダウンロードするコンピューターとは違って、脳と心は密接に結びついている。脳は心を生み出しているが、心も脳を変容させることがある。つまり、脳と心は互いに影響し合っているのだ。心は脳から生み出されると同時に、脳を形作っている。

こうした関係を考えると、性的な夢は私たちが経験することを明らかにするだけでなく、私たちが経験すべきものを伝えているように思える。くわしく見てみよう。

生まれたばかりの脳は、何も設定されていない状態にある。いわば発展途上であり、これから経験と学習を通じて成長していかなければならない。子どもは生まれながらにして大人よりも多くのニューロンを持ち、そのなかで役に立つものだけを残していく。休眠している脳細胞は経験によって取り除かれ、使用するニューロンどうしのつながりは分岐しながら広がっていく。たとえば、ピアノのレッスンを受けた子どもの脳は、楽器の演奏に関わる部分、とくに皮質運動野が変化し、その変化は聴覚系や脳の両半球をつなぐ脳梁《のうりょう》にも及ぶ。脳のなかで頻繁に使われる部分は成長し、そうでない部分は衰えていく。使われるか否か、それが脳の基本的なルールである。

私たちの五感は、それぞれ大脳皮質と呼ばれる神経細胞の薄い外層上に割り当てられている。聴覚は聴覚野、味覚は味覚野、嗅覚は嗅覚野、触覚は感覚野、視覚は視覚野（後頭葉皮質）といった具合だ。一方、思春期に発達する脳の知られざる部位である生殖器皮質では別のタイプの感覚が育まれる。生殖器皮質は感覚皮質の延長線上にあるもので、耳の上あたりから頭頂部に向かって起伏している。

生殖器皮質はいわば生殖器官の感覚を示すマップであり、脳の表面に位置している。私たち一人ひとりが固有の配置を持ち、男女ともに同じメカニズムからなることがわかっている。また、脳の構造上で一貫して検出することが可能である。どれだけ興奮を覚えるかに関して、私たちはみな平等に作られている。

生殖器皮質の一部にわずかな電気刺激を与えるだけで、性的な思考が引き起こされることがある。たとえば、数人の研究者の立ち会いのもと、ある患者の脳の生殖器皮質付近に電気刺激を与えながらマッピングしたところ、患者はこんなふうに述べた。「気持ちよかったです。うまく説明できませんが、なんだかとても興奮しました」

最近の研究によると、生殖器皮質に信号を送るのは性器だけではないことがわかっている。乳首、胸、背中の一部、太もも、つま先に至るまで、多くの部位が性的刺激に敏感な反応を示すのだ。したがって、生殖器皮質は正確には「性感皮質」あるいは「性的皮質」と呼ぶべきかもしれない。この皮質はあらゆる性的刺激がやってくるのを今か今かと待っている。意志と感覚にもとづいて、どの部位のどんな感触でも受け入れる準備を整えているのだ。

このような**特異な神経の発達現象――性的な夢が、性的な接触を感じる脳の領域が発達する前や、性的な行為に至る前に生じること――は、心が脳を形成し育てている可能性を強く示唆している。**実際、近年になって、私たちの思考や感情が活動依存性髄鞘《ずいしょう》形成というプロセスを通じて脳の形成に影響を与えることが明らかになっている。

同じ思考や行動をくり返したり習慣化したりすると、脳内の神経回路は効率を高めるため、ニューロンから伸びる突起・軸索《じくさく》をミエリン（髄鞘）という絶縁体で包み込む（家庭にある電線がゴム製のカバーで覆われている様子を想像してほしい）。ミエリンはオメガ3という特殊な脂肪でできており、この善玉脂肪によって電流が速く流れ、広がっていく。活動依存性髄鞘形成は、心が脳の構造を変化させる基本的なプロセスを表している。

したがって、**性的な夢が性的な接触の前に起こると仮定すれば、そのような夢が思春期前の生殖器皮質の発達を促し、脳を形成する**という鮮やかな仮説が成り立つ。生殖器皮質の発達によって、性的な接触が可能になり、性的な接触が可能になるとホルモンが大量に放出されて、私たちの性的成熟は促される。

脳は非常に強力な生殖器官である

性的な夢が強い快楽をもたらすことに疑いの余地はない。中国の大学生を対象とした調査では[3]、次のような記述に対して肯定的な反応が大半を占めた。

・性的な夢に没頭したまま目が覚めなければいいと思うことがある。
・性的な夢を見るのは幸運だと思う。
・性的な夢から覚めたあと、ただの夢だったと知ってがっかりしたことがある。
・性的な夢から覚めたあと、想像のなかで続きを再現しようとしたことがある。

なぜ想像上の性行為がこれほど感情や本能に訴えるのだろうか？　結局のところ、性的な夢は孤立した空想上の出来事であり、私たちの意識的なコントロールの外にあるものだ。一見すると、それほど重要なものとも思えない。

だが実際には、とても重要な意味を持っている。性的な夢が私たちに大きな影響を及ぼすのは、脳が非常に強力な生殖器官だからである。

性的な夢が果たす役割は、私たちの感情や想像力、性欲を反映したり解放したりすることだけではない。実際の性行為と同じように、強い快楽をもたらすのだ。むしろ、いくつかの点では本物に勝るといえるだろう。ここでは性的な夢について、神経解剖学的な視点から考えてみよう。

まず、明確にしておきたいことがある――男性も女性も、夢を見ると生理的に興奮するのだ。睡眠中の生理的興奮は夢とは独立しており、身体は心が興奮していなくても反応を示す。幼児でさえ、理由は不明だが、睡眠中に勃起することがある。

性的な夢を見ているとき、脳は触れた／触れられたという信号を受け取っていない。夢は脳のなかだけで生じるものだ。しかし、それにもかかわらず、男性の三分の二以上と女性の三分の一以上が、夢を見ただけでオルガスムを経験したことがあるという。

夢を見ている心のうち、いったい何が性的な夢に影響力を与えているのだろうか？　この問いに答えるには、問いそのものを立て直す必要がある。つまり、セックスという身体的な行為の最中、脳のなかでは何が起こっているのだろうか？

性的または官能的な営みは、私たちの神経系全体、すなわち中枢神経系（脳と脊髄からなる神経系）、末梢神経系（脊髄から伸びて身体中に広がる神経系）、自律神経系というすべての神経線維を使って行われる。自律神経系は私たちの意志とは関係なく〝自動的に〟機能し、肺や腹部、骨盤の制御をつかさどっている。この神経系は交感神経と副交感神経に分かれており、交感神経は「戦うか逃げるか」反応を引き起こし、アドレナリンを放出して心拍数を増加させ、消化器官の機能を抑制する。一方、副交感神経は心拍数を下げ、内臓機能を正常な状態に戻す。つまり、休息・リラックス反応を起こして「戦うか逃げるか」反応と相殺《そうさい》している。また、自律神経系は主に体幹、胃、胸部、骨盤に広がっている。性的な体験が直感的で身体の奥深く広がるように感じられるのはこのためかもしれない。

末梢神経、交感神経、副交感神経はすべて、性行為の際に脳に信号を送る。重要なのは、脳がそうした信号を解釈しているということだ。仮に、ある場所を触られたと考えてみよう。その後、同じ場所を同じ力で同じように触られた場合、脳はそれを取るに足らないものとして無視するか、おぞましいもの、あるいは愛撫のようなものと解釈する。触られる場所は問題ではない。身体のどこを触られても、その感触は性的なものになりうる。脳が性的な意味があると判断すれば、私たちは魅了され、呼吸が速まったり、心臓が高鳴ったり、興奮したりするだろう。しかし、性的な意味を感じなければ、そのような反応はまったく起こらない。

性行為の最中、脳のほぼ中心にある視床という卵型の部位は、末梢神経から脊髄を経由して送られてくる性的なシグナルを中継する。イマジネーション・ネットワークの最新部分であり、社会的認知や物語のつじつま合わせを担う内側前頭前皮質は、性的な刺激を分類し、性的な体験に脚色を加えて豊かな想像力とともにそれを解放する。また、本能的な恐怖を感じ取る扁桃体も、性行為を含むあらゆる体験に感情面での意味を付与する。

ここで、性的な夢に話を戻そう。そのような夢を見ているとき、私たちの身体はいたって平静である。それは末梢神経系と自律神経系が脳に信号を送っていないからだ。鮮明な夢を見ているとき、自律神経系は活性化しているが、身体の協調運動［目と手、手と足など、複数の部位を連動させる運動］に関わる筋肉は麻痺した状態にある。このとき、脳は身体からの信号に反応せず、想像力だけをもとに機能している。夢のなかで解釈の対象は存在しない。一般に、身体と脳は互いに延長線上にあると考えられており、それはおおむね正しいのだが、夢を見ているときは脳が自律的に働くケースがほとんどである。

性的な夢からもわかるとおり、**脳は夢を見る際には身体のほかの部分を必要としない。**身体からの信号がなくても、独自の舞台や登場人物、演出を構築することができる。**夢のなかでは心そのものが快感を覚え、脳以外の部位がなくても肉体的な快楽を追求できる。**これもまた「外部の刺激に依存しない認知作用」の一例といえるだろう。

もし信じられないというなら、私たちが世界を認識し、反応する方法について別の視点から考えてほしい。たとえば、視覚に関していえば、私たちは起きているあいだ目を開くことで世界を映像としてとらえている。水晶体と角膜が光を収縮させ、それが目の奥の網膜に届くと、物体は上下左右が反転して映し出される。また、片方の目を閉じたあとにもう片方の目を閉じると、左右の見え方にわずかなずれが生じるはずだ。この上下左右が逆さまで微妙にずれた二つの視点は、脳の視覚野で処理され、一つのクリアな映像に統合される。つまり、私たちは脳がなければ、ものを正しく見ることができないのだ。

性的な夢でも同じことがいえる。脳は外部の刺激がなくても、現実感のある快楽を生み出し、それを感じ取ることができる。夢のなかで体験する性行為などの性的な快楽は、現実と何ら変わりなく感じられる。脳が関与している以上、そこに違いはないのである。脳は夢のなかの性的な体験が、本物かどうかを区別しない。脳にとってはどちらも本物なのだ。さらに、夢を見ているときは、感情をつかさどる大脳辺縁系の活性レベルが覚醒時より高まることがある。そのため、夢のなかでのオルガスムは、覚醒時のセックスでは味わえない感情の高揚につながりうる。

性的な夢から明らかになる私たちの関係

神経科学と夢日記をもとに考えると、**不貞行為の夢は浮気を望んでいることを示すシグナルではなく、イマジネーション・ネットワークが作用した結果生じるもの**である。また、**夢のなかでの浮気はパートナーとの関係を解消したいという願望ではなく、単なる好奇心や正常な性的興奮を表している**と考えられる。

さらに、現実とは異なる性的指向を追求する夢も、秘密や抑圧された願望の表れではない。おそらくは、好奇心や通常の性的衝動、あるいは子孫を残すための脳の準備が作用して引き起こされるものである。

しかし、性的な夢は現在の恋愛関係の健全さや、過去の恋人への想いについて、さまざまなことを教えてくれる。性的な夢を見た翌日は、欲望や嫉妬、愛情、悲しみ、喜びなど、パートナーへの気持ちに影響するほど強い感情が引き起こされることがある。夢を見ているとき、脳はそうした感情を感覚と同じように現実のものとして認識する。実際、夢のなかでパートナーと対立する場面があると、翌日、実際に対立する傾向があることが研究を通じてわかっている。

不健全な恋愛関係にある場合、浮気の夢はその後数日間の愛情や親密さの低下と結びつく。ただし、健全な関係においては、ほぼまったく影響を及ぼさない。

さらに、覚醒時のパートナーへの感情が夢に影響することもある。日中の嫉妬心が浮気の夢を誘発し、それがパートナーへの言動に影響を与えるのだ。このような場合、夢と現実の負の感情が悪い連鎖を引き起こしかねない。

大学の学部生を対象としたアンケートによって[4]、**パートナーへの嫉妬心が強い人は浮気の夢を見やすく、その結果、翌日に親密な思いを抱きにくくなる**ことがわかった。また、過去に浮気された経験がある人は、パートナーに浮気される夢を見る傾向が強かった。調査によると、**性的な夢で生じる否定的な感情は、その人がパートナーに抱いている気持ちを示す重要なシグナルとなる。**性的な夢を見て抱く感情は、夢の内容よりもはるかに重要である。夢を見るとき私たちの感情をつかさどる大脳辺縁系が活発になることを考えると、これは夢全般にいえることであり、夢の意味を理解するうえで重要な指標となる（くわしくは第9章で述べる）。

結局のところ、現在のパートナーに関する性的な夢がよい兆候なのかどうかは、場合によるとしかいいようがない。お互いの関係が良好であれば、パートナーの性的な夢を見た翌日は親密さが増すだろう。逆に関係がうまくいっていない場合、性的な夢は逆効果となり、親密さの低下へとつながる。なぜそうなるのかは完全には解明されていないが、おそらく性的な夢と実際の関係との不調和が大きな不満を引き起こしているからだと思われる。
たとえあなたやあなたのパートナーが浮気する夢を見ても、それは実際の願望を表しているわけではない。不安や動揺で目を覚ますことがあっても、夢は性生活についてさまざまな考え方をさせているだけだと知ってほしい。健全な関係では浮気の夢の否定的な影響は抑えられるだろうが、**重要なのは夢の内容よりも、自分やパートナーがそのような夢にどんな反応を示すかである。**

性的な夢は現在だけでなく、過去の恋愛関係についてもヒントを与えてくれる。元パートナーは私たちのもとを去ってしばらくしてからも、夢に現れることがある。バーブ・サンダースというドリームバンクの寄稿者は、離婚してから二〇年後に元夫の夢を五パーセントほどの割合で見たという。[5] 現在のパートナーとの夢は何かをいっしょにする場面が多かったが、元パートナーとの夢は性的なものが多かった。これは、元パートナーに対して未練があるからだと思われるかもしれないが、実際には逆である。研究によって、こうした夢が過去の関係を整理するのに役立っていることがわかっている。夢は（性的な夢を含めて）別れに対する感情を処理する手段なのかもしれない。これについては、第5章でくわしく説明しよう。

性的な夢について考える際には、夢が本来感情的であると同時に、社会的、視覚的、非合理的な傾向を持つことを忘れてはならない。夢はイマジネーション・ネットワークの産物であり、私たちの常識や許容できる水準をはるかに超えるものだ。そして、性的な夢の内容は現実には起こり得ない、あるいは望ましくないものであるが、その背後にある感情は、現在または過去の人間関係に関する重要な手がかりを提供してくれているのかもしれない。

人間関係をいったん脇において生物学的な視点から考えると、私たちの脳は性的な思考に深く関連している。空想や性的な夢、そして私たちの性的関心は、子孫を残すという基本的な本能から生まれたものだ。しかし、そうした想像上の概念は実際の性行為にとどまらず、私たちの心が呼び起こす感情や興奮、そして欲望の深みにまで達しているのである。

第4章 夢は創造性を解き放つ

私のもとを以前、ある患者（仮にアンナと呼ぼう）が訪ねてきたことがある。医師から「脳のなかに水がたまっている」と言われたという。これは興味深いが、不正確な言い回しである。水とは脳脊髄液（髄液）のことであり、脳内にたまることはない。脳室という水中洞窟のような空洞から流れ出て、脳の周囲を満たしているのだ。

脳は一般に中身の詰まった脳組織のかたまりだと誤解されているが、実際には内部に脳室が四つあり、それぞれが孔《こう》と呼ばれる狭いトンネルのような構造でつながっている。脳室では髄液が生成されており、この一見不活性な液体には、イオン、化学物質、たんぱく質、神経伝達物質などの目に見えない有機物がたくさん含まれている。髄液は脳にとっての原始スープ［生命が発生するための有機的な混合溶液］と呼べる存在で、栄養を補給し、清潔さを保ちつつ、脳を衝撃から守る重要な役割を果たしている。もし脳が直接頭蓋骨に触れたら、繊細な組織は傷つき、電気信号は妨げられてしまうだろう。

脳内で産生された髄液は静脈系を通じて排出されるので、全体の量は変わらない。しかし、何らかの理由で髄液の排出が阻害されると、余分な髄液が頭蓋骨の内部に閉じ込められてしまう。アンナが言った「脳のなかに水がたまっている」という言葉は、実際にはこの余分な髄液がたまった状態を指していた。それは正確には液体というより泡のようなもので、頭蓋骨と脳の表面の狭い隙間でゆっくりと膨張していた。泡は数カ月ごとに少しずつ成長し、数年をかけて桃のような大きさになった。彼女はくも膜嚢胞《のうほう》という病気に罹患していた。人間の脳はくもの巣のような薄い膜（くも膜）に覆われているが、このくも膜が袋状になってそのなかに髄液が貯留した状態をくも膜嚢胞という。そして、くも膜嚢胞と脳がスペースを争う形となった結果、彼女の頭蓋骨のなかは圧迫されてしまったのだ。

嚢胞は髄液が一滴たまるごとに満たされ、膨張していった。頭蓋骨が外側に膨らむことはなかったので、アンナの脳はゆっくりと膨張をつづける嚢胞によってしだいに圧迫されてしまった。嚢胞が引き起こす頭痛はだんだんとひどくなり、嚢胞自体も額《ひたい》の側面の裏、ちょうど背外側前頭前野《はいがいそくぜんとうぜんや》と呼ばれる部位で徐々に成長していった。この部位は大きさこそ小さいものの、きわめて重要な大脳皮質の一部で、エグゼクティブ・ネットワークを指揮する役割を担っている。背外側前頭前野が圧迫されてもアンナのエグゼクティブ・ネットワークが停止することはなかったが、その活動が阻害されたことによって驚きの変化がもたらされた。

アンナはかねて脚本家や物語作家になりたいと思っていたが、魅力的なキャラクターや奥深いストーリーを生み出すことができず、不満と挫折感を抱いていた。ところが、頭のなかで囊胞が成長するにつれて、アンナの創作意欲はとめどなく湧き出るようになった。あれほど行きづまっていたのが嘘のようだった。囊胞ができる前は、執筆作業は義務感をともなうものだったが、今では言葉を紡がないと不安になるほどだった。

アンナが診察の際、自分の頭のなかで〝大量の〟新しいキャラクターやストーリーが生まれたと語ったとき、私は彼女の脳内で何が起こっているのかを理解した。**アンナのくも膜囊胞は、創造性を解き放った**のだ。

夢が高める創造力——発散的思考

くも膜囊胞がアンナの脳に与えた影響は、私たちが夢を見る際に脳のなかで自然と起こることとよく似ている。これまで学んできたように、イマジネーション・ネットワークは夢を見る脳を導き、日中何かに集中しているときには不可能な方法で感情や人間関係を探求する。このような自由な思考、とくに感情や人間関係に注目した思考は、創作活動の中核をなすものである。アンナのくも膜嚢胞は覚醒時のエグゼクティブ・ネットワークを抑制し、常識や理性の枠を取り払うことで、創造的な心が自由に羽ばたける余地を生み出した。その結果、彼女は目覚めているあいだも夢を見ているときと同じ視点で物事を考え、ストーリーを紡ぎ出すことができたのである。

イマジネーション・ネットワークは夢の超常的な力を高め、私たちの記憶の奥底に潜む弱いつながりを探し出し、それまで考えもしなかったような非論理的な形でつなぎ合わせる。そうした弱い相関は、日中は意図的に見過ごされている。どれもこれもあまりに奇抜で、時間を割いて考えるに値しない構想ばかりだからだ。しかし、夢は創造力と突飛さを共存させることで、独創性をもたらしてくれる――たとえ、昼間はどんなに平凡な人間にも。毎晩夢のなかで展開される驚くべき連想によって、神がかったアイデアが生まれることがある。ずっと悩んでいた問題に思いがけない解決策が見つかることもあれば、仕事場での人間関係や恋愛について新たな洞察が得られることもある。

創造的なプロセスは夢を見ることによく似ている。創造的な思考とは、問題に新しい手法を取り入れ、世界を別の視点から見つめ直すことだ。それによって、今まで気づかなかった関連性や見逃していた解決策が見出される。これは心理学の分野では**発散的思考**と呼ばれ、創造性の鍵を握るものとして注目を浴びている。だが、発散的思考と創造性は同じではない。考え方を変えたからといって、必ずしも創造的な解決策やすばらしいアイデアが生まれるわけではないのだ（とはいえ、それでも発散的思考が革新的であることに変わりはない）。一方、それと対をなす考え方として、**収束的思考**というものがある。これは問題に対してただ一つの適切な解決策を見つけることに重点を置いている。収束的思考は、たとえば車の修理には向いているが、デザインには不向きである。

ここで、脳が問題に取り組む際のプロセスを見てみよう。私たちが目標を定めて考えているとき、すなわち特定のテーマについて熟考したり、課題に集中したりしているとき、脳内ではエグゼクティブ・ネットワークが主導権を握っている。他方、私たちがリラックスしているときは、イマジネーション・ネットワークが意識を内側に向けているので、**心は夢を見ているときと同じように目的もなくさまよいはじめる**。つまり、先述した**マインド・ワンダリング**の状態になるのだ。心は私たちが何かに集中していないとき——たとえばシャワーを浴びたり、洗濯物をたたんだり、歩き慣れた道を歩いたり、単調な道を延々とドライブしたりするとき、自由にさまようのである。

マインド・ワンダリングに意識的な思考は必要ない。実際、私たちの心は仕事から解放されると、自然とさまよいはじめる。マインド・ワンダリングは目覚めている時間の半分近くを占めるといわれている。創造的なアイデアが浮かぶのも、たいていの場合何も考えていないときだ。マインド・ワンダリングによって何かがひらめくことは多く、今まで考えもしなかったような洞察やアイデアが突然生み出される。現代ではスマートフォンをいじる時間が増えた結果、ひらめきが訪れる瞬間は減ってしまっている。みなさんには一日のうち少しでもいいから、何もしない時間を作ってみることをおすすめしたい。

イマジネーション・ネットワークが活性化したときに生まれる洞察は、論理的な問題解決とは趣を異にする。**夢を見ているとき、論理的思考を担うエグゼクティブ・ネットワークは停止しているので、夢が数学の問題やなぞなぞを解いてくれることはない。**しかし、夢は非常に視覚的な体験であるため、問題の答えを視覚的な方法で示してくれることがある。

一九七〇年代、睡眠研究の先駆者であるウィリアム・C・デメントは、五〇〇人の学部生に「頭の体操クイズ」を出し、眠る前の一五分間、問題に取り組んでもらった。[1] そして、そのあと自分が見た夢を報告してもらった。一一四八件に及ぶ夢報告のうち、問題に言及していたのはわずか九四件に過ぎず、夢のなかで答えが得られた被験者は七人しかいなかった。だが重要なのは、夢が予想に反して問題を解いたとき、それが視覚的な形をとっていたことである。

ある問題で、デメントは学生たちに「O、T、T、F、F」という文字列が無限に続くパターンの始まりだとして、それ以降の文字を決める簡単な規則を問いかけた。一人の学生は、美術館の展示室を歩いている夢を見た。歩きながら壁にかかった絵を数えていると、六枚目と七枚目があるはずの場所に額縁しかない。彼は謎が解けそうな気がして、空っぽの額縁をじっと見つめた。そして、六枚目と七枚目の場所が問題の答えだと気づいた。この連続するパターンは、それぞれの数字の最初の頭文字を表している——一、二、三、四、五（One, Two, Three, Four, Five）。したがって、次の二つの数字は六（Six）と七（Seven）で、続く文字はS、Sである。別の問題は、「HIJKLMNO」という文字列が表す単語を答えよというものだった。正解は「Hから《トゥー》O」つまり「水（H_2O）」である。ある学生は水の夢を見たが、導いた答えは「アルファベット」だった。ここからわかるのは、夢を見ているときのほうが起きているときよりも賢い場合があるということだ。

　結局のところ、夢の強みはこの種の論理的な謎を解くことではなく、発散的思考の表出にある。とくに、それが視覚的に表現される場合はなおさらだ。夢と創造性の研究の第一人者であるハーバード大学の心理学者ディードリ・バレットいわく、私たちは夢を見ることで、問題解決にあたって特定の方法にとらわれてしまう事態を避けられるという。夢のなかでは、起きているときには即座に退けてしまうような斬新なアイデアを追求できる。その結果、これまでに数多くの重要な洞察がもたらされてきた。元素の周期表やDNAの二重らせん構造、ミシンといったさまざまな発見・発明が、夢によって導かれてきたのである。

一九〇〇年代初頭、ドイツの薬理学者オットー・レーヴィは、神経細胞の伝達手段には主に化学と電気の両方が関連していると考えていた。しかし、仮説は実証には至らなかった。一七年後、レーヴィはある夢を見て目を覚ました。そこで夢の内容を図案として紙に書き留め、朝になって見返してみたが、解読はできなかった。ところが、次の日の夜、ふたたびアイデアが浮かんだ。それは実験の設計図だった。「起きてすぐに研究室に向かい、夢で見た図案どおりにカエルの心臓で実験を行った」と彼はふり返る。そして一九三六年、レーヴィは神経刺激の化学的伝達に関する研究でノーベル生理学・医学賞を受賞した。この研究は神経が化学物質——現代では神経伝達物質と呼ばれているもの——を介して互いに情報を伝達していることを初めて示すものだった。

発散的思考は、私たちが社会的な相互作用を別の角度から理解するのにも役立つ。ストーリーテリングの核心が人間関係であることを考えると、映画業界でクリエイティブな仕事をしている人が一般の人よりも夢を記憶し、そこから意味を見出す傾向があることも驚くには当たらない。**実際、映画監督は夢から頻繁にインスピレーションを得て、夢のなかで最初に現れたシーンを撮影する**という。

また、そのようなインスピレーションに加え、時や場所、人物の急激な変化をもたらす夢本来の性質が、本や映画のストーリー構成に影響を与えているとも考えられる。ある場所から別の場所へ、ある人物から別の人物へと瞬時に切り替わる回想シーンに違和感を抱かないのは、夢のなかでこのような物語の形式を経験しているからかもしれない。夢は創造性を引き出すだけでなく、創造性そのものに形を与えているのかもしれないのだ。

アドレナリンを抑えて連想を促す

一八〇〇年代、化学者たちはベンゼンという化学物質の構造に頭を悩ませていた。通常、炭素は四つの結合を形成する——たとえば、一個の炭素が四つの水素と結合してメタンとなるように。だが、ベンゼンはこの原則に反していた。ベンゼンの分子には、六個の炭素に六個の水素しかなかったのだ。化学者たちの仮説が正しければ、ベンゼンには少なくともその倍の水素原子があるはずだった。

化学者たちがこの問題に何十年も悩まされるなか、ドイツの化学者アウグスト・ケクレは答えにたどり着いた——それも、夢のなかで。ケクレは、自分の尾を食べているヘビの夢を見たことから、ベンゼンの構造が六角形の環《わ》から成り立っていることに気づいた。この構造のおかげで、少ない数の水素原子でも炭素どうしは安定して結びつく。ケクレの発見により、化学者たちはベンゼンをもとに、塗料、バニラの香りの主成分であるバニリン、痛み止め成分のイブプロフェンなど、さまざまな化合物を合成できるようになった。ケクレの夢は直接答えを示したわけではなかったが、視覚的なヒントを与えてくれたのだ。

もっとも、ケクレの夢の逸話が示すように、斬新なアイデアを思いつくことは解決策の半分に過ぎない。ケクレはベンゼンの構造が環の形をしていると推測したが、それを証明するにはその構造が機能する仕組みを突き止めなければならなかった。同様に、すぐれたアイデアは創造性のゴールではなく出発点であり、どんなにすばらしいアイデアでも行動がともなわなければ実現する見込みはない。創造的なエネルギーは抽出し、形を整えたうえで、人々が理解できるものにしなければならない。そのために役立つのが、脳内の神経伝達物質である。

アドレナリンは神経伝達物質であり、「戦うか逃げるか」反応を制御するホルモンでもある。体内では、腎臓の上部に位置する副腎で生成され、呼吸を速め、心拍数を増加させ、筋肉に血液を送る。脳内では、ドーパミンから作られる化学物質として、刺激を選別し、関連のあるものを見つけ、無関係なものを無視する役目を担っている。アドレナリンはノイズのなかから信号を探し出し、混沌のなかから注目すべき事実を見つける。**脳内のアド**

レナリン濃度が増加すると認知能力が向上するが、逆に低下するとノイズから信号を見分けるのが難しくなり、判断力が鈍ってしまう。その結果、無関係な刺激を選別したり、関連のあるものを見逃したりする傾向が強くなる。遠い昔、人類が自然のなかで暮らし、食物連鎖の頂点から遠かった時代には、この種の判断ミスは命取りになっていたはずである。

私たちが夢を見るとき、アドレナリンの濃度は低下しているため、睡眠中の安全な麻痺した身体から奇妙な連想が生まれる。夢のなかではノイズから信号を選ぶ必要はないし、実際に選ぶこともできない。私の患者であるアンナのエグゼクティブ・ネットワークはくも膜嚢胞によって夢を見ているときと同じように活動が抑制されていたが、完全に遮断されたわけではなかったので、脳内にはアドレナリンが流れていた。その濃度はキャラクターやアイデアの奔流を妨げることはなく、アンナは物語を紡ぐためにそのなかから選び出すことができた。まさに創造性を引き出すうえで最適な状態だったのである。

創造性とは独創的なアイデアや既成概念にとらわれない思考だけを指すのではない。それを実現するために必要な専門知識や、アイデアを実行に移すための決断力も含まれている。もしアンナが脚本の基本的な構成について何も知らなければ、キャラクターやプロットを思いついても、それを具現化することはできなかっただろう。ひょっとしたら、夢のようなマインド・ワンダリングの世界にとらわれてしまっていたかもしれない。創造性とはひらめきと検討、着想と実行のあいだを行き来するプロセスなのである。

たとえば、詩の創作に関する脳画像検査はそのことを如実に表している。[2] 脳は、詩が執筆されているか書き直されているかに応じて、エグゼクティブ・ネットワークを制御している。作者が初心者かベテランかは問題ではない。詩は非常に抽象的で比喩的な表現が多いため、最初の執筆の際にはエグゼクティブ・ネットワークは抑制されるが、書き直しの際にはふたたび活性化する。

アイデアを生み出す昼寝の力

三〇分から六〇分の昼寝には、覚醒から睡眠への移行だけでなく、反復作業によって疲れた心を回復させる効果がある。また、レム睡眠を含む六〇分から九〇分の長い昼寝は、作業パフォーマンスを大幅に向上させるとともに、学習効率を高めてくれることがわかっている。さらに、昼寝は創造的な問題解決、とくに解答が明らかなときに創造的な洞察力を発揮しなければならないような問題の解決に有効であることが判明している。

創造的なアイデアがひらめいて問題を解決する場合も、解決までには時間がかかることが多い。そのあいだ、問題をいったん脇においておくことがある。このような、**問題を認**

識しながらも積極的に解決しようとしていない期間を「インキュベーション・ピリオド（あたため期間）」という。問題を忘れているわけではないが、解決に向けて意識的に取り組んでいない状態である。

カリフォルニア大学サンディエゴ校のデニス・カイの研究チームは、インキュベーション・ピリオドに昼寝をすることで、創造的な問題解決の力が高まるかどうかを検証した。[3]彼女は被験者を「静かに休息するグループ」、「短時間の昼寝をするグループ」、「レム睡眠をともなう長時間の昼寝をするグループ」に分類した。レム睡眠はもっとも鮮明な夢を見る段階である。研究の結果、インキュベーション・ピリオドがこれらのグループすべてに効果を示すことがわかった。

さらに、カイは被験者たちにのちほど役立つヒントを与えたあと、再度実験を試みた。すると、興味深いことが明らかになった。午前中、被験者たちは「CHIPS（ポテトチップス）：SALTY（塩辛い）、CANDY（キャンディ）：S＿＿＿＿」といった類推問題に取り組んだ。答えはもちろん「SWEET（甘い）」である。これは午後の単語テストの答えでもあったが、問題は少しだけ異なっていた。午後のテストでは、被験者は一見無関係な三つの単語を示され、そのすべてに共通する四つ目の単語を当てなければならなかった。たとえば、「HEART」、「SIXTEEN」、「COOKIES」に共通する単語は何か。答えは「SWEET」である

［英語でSweetheartは「恋人」、Sweet sixteenは「花の一六歳、娘盛り」を意味する言葉］。

このように脳内の連想ネットワークを呼び覚ました結果、静かに休息したグループと短時間の昼寝をしたグループの正答率はほぼ同じだったが、レム睡眠をともなう長時間の昼寝をしたグループの正答率はほかのグループよりも四〇パーセントほど高かった。被験者が夢を覚えているかどうかは問題ではなかった。十分な睡眠と夢が創造性の助けとなったのだ。

カイは、エグゼクティブ・ネットワークが機能している際に活性化する神経伝達物質が、謎解きに必要な心の連想を妨げていると結論づけた。レム睡眠中はイマジネーション・ネットワークが新しい情報を過去の経験とつなぎ合わせ、より複雑な連想を作り出す。カイはこう語る。「柔軟な解釈は創造的な思考の証です。それは単なる言葉遊びにとどまらず、神経伝達物質やベンゼン環の発見に至った形状の概念化という形で表れます」

夢を利用したアーティストたち

夢には多くの創造的な側面があるが、なかでもとくに重要なのは私たちの社会的関係を測る力である。私たちは夢を通じて、幼少期に亡くなった親戚と再会したり、十数年後の自分の人生を思い描いたりと、過去や未来へ時間を移動できる。いずれも簡単に行えることなので、それが信じがたいほど創造的な認知パフォーマンスであることに気づく人は少ない。過去をふたたび体験したり未来を想像したりする夢の力は、人間の持つ三つの驚くべき能力に由来する。まずは、**視覚的な創造力**。次に、過去の映像や感覚、感情を追体験する**エピソード記憶**。そして、それとは反対に未来を予測する精神的な**タイムトラベル**である。

私たちは夜夢を見るとき、感情豊かな人間ドラマを描きつつ、広範囲にわたる社会的な戦略や危機対応を模索するような社会的シナリオを構築している。夢が初期の人類にとって将来の危機に備えるための手段だとするなら、現代の私たちにとっては恋人を見つけたり他者と交流したりするためのロールプレイングである。夢のなかでは、自分の社会的資本をリスクにさらすことなく、さまざまな行動を試すことができる。また、夢は異なる状況下で他人からどう見られているかを想像する力を私たちに授けてくれる。

夢は一般の人だけでなく、作家や芸術家、音楽家、ファッションデザイナー、建築家、スポーツ選手、ダンサー、発明家など、私たちの世界を形作る人々に多大な影響を及ぼしてきた。たとえば、イギリスの作家グレアム・グリーンは『情事の終り』や『おとなしいアメリカ人』などの作品で知られているが、一日に五〇〇語までしか執筆しなかったといわれる。彼は、**眠りにつく前に自分が書いたものを読み返し、夢と眠っている心が作品を書きつづけてくれることを期待した。**夢にいたく魅了されたグリーンは、『私だけの世界（*A World of My Own*）』という夢日記まで出版している。また、『怒りの葡萄』や『エデンの東』などで知られるアメリカのノーベル文学賞作家ジョン・スタインベックは、夜のあいだに問題が解決されるこの仕組みを「睡眠委員会」と表現した。

エドワード・エニンフルはわずか一八歳のとき、若者のストリート・スタイルにスポットを当てたイギリスの雑誌『ｉ－Ｄ』のアートディレクターに抜擢された。彼はそこで二〇年にわたって働いたあと、イタリア版『ヴォーグ』や米国版『ヴォーグ』、『Ｗ』誌の制作に携わった。二〇一七年、このガーナ出身のイギリス人は、四五歳でイギリス版『ヴォーグ』の編集長に任命された。男性で、ゲイで、労働者階級出身で、黒人の編集長というのは、同誌の一〇六年に及ぶ歴史でも異例づくしのことだった。エニンフルは、自身の創造的なビジョンの源は夢にあると語っている。

「ときどき、いくら悩んでもアイデアが浮かばず、あきらめて眠りにつくことがあります。そして目を覚ますと、すべてのイメージが浮かんでくるんです。モデルや撮影現場、ヘアスタイル、メイクといったものが。何年ものあいだ、それはずるいことだと思っていました。けれど、母親が『それはれっきとした才能だよ』と言ってくれたんです」。エニンフルはラジオのインタビューでそう語った。彼は以前目の手術を受けたとき、三週間にわたってものが見えなくなったが、おかげでより壮大な夢を「テクニカラー［アメリカで開発されたカラー映画の撮影現像処理技術］で」見られるようになったという。彼が自身のキャリアでもっとも印象深い表紙を思いついたのは、この療養期間中のことだった。そのアイデアは、アメリカのシンガーソングライター、リアーナが未来感あふれる女王に扮する『W』誌の表紙として結実した。

夢は非常に視覚的な体験であり、比喩的な思考を促して、ほかの何かを象徴するようなイメージを描き出すことがある。アウグスト・ケクレがベンジンの謎に対する答えとして自分の尾を食べるヘビを思い描いたように、夢は象徴的なものであり、散文的というより詩的な性質を備えている。

アメリカの作家で公民権運動でも活躍したマヤ・アンジェロウも夢を利用したといわれるが、それは創造的なインスピレーションを得るためではなく、夢から導きを求めるためだった。彼女は建設中の高層ビルの足場を登る夢を見たとき、自分の執筆が正しい方向に進んでいることを悟った。

創造的な人々はほかの人よりもたくさん夢を見たり、変わった夢を見たりするのだろうか？　研究の結果、**創造性や想像力に富んだ人々はより鮮明な夢を頻繁に見ることがわ**

かっている。これはおそらく、世界の経験の仕方に独特な連続性があるからだろう。もしもあなたの心がさまよいがちであるなら、それは覚醒状態と夢を見ているときの境界があいまいだからかもしれない。その場合、情報やアイデアを自由に行き来させることができるだろう。

ダンスは夢のなかで踊れ——運動創造性

ダンスなどの身体を動かす活動は、創意工夫の代表格といえるものだが、その重要性が認識されることは少ない。**針と糸、弓と矢などの道具の使用や結び目づくりなども、運動感覚にもとづく創造性（運動創造性）が求められる分野である。**このような創造性から生まれた発明やイノベーションが、人間の生活を大きく変えることになった。運動創造性には計画の立案や運動技能、空間処理といった能力が必要とされるため、脳の複数の領域を駆使することにもつながる。

運動創造性は運動を視覚化することから始まるが、これは夢のなかで自然と発生する。夢は結局のところ、視覚的・空間的な表現の場でもあるのだ。

初期の人類が自分たちよりも強くすばやい動物に囲まれながらも繁栄したことを考える

と、夢が生存に必要なアイデアを提供していたことは否定すべくもない。夢が運動創造性を育み、生活のなかで手に入れた手続き的知識［あるタスクや行動を実行するために必要な手続きや技術、手の動きのパターンなど］を向上させ、結果として私たち人類がよりどころとする創造の源泉を築いたことは十分に考えられる。

カーネギーメロン大学・認知機能イメージングセンターのロバート・A・メイソンとマルセル・アダム・ジュストは、人が結び目を作るときに脳内で何が起きているのかを調べることにした。[4] 結び目を作るという手続き的知識は、単純に知識があることとは異なる。それは、時間をかけて展開する一連の動作だ。興味深いことに、ひもや糸を結ぶといった手続き的知識は、認知症を患った場合でも保たれる傾向がある。

外科医の研修期間中、手術室に入る前に最初に学ぶことの一つが「外科結び（結紮《けっさつ》）」という技術だ。これは、傷口をしっかりと閉じるために用いられる固結びの一種である。電気を使って血管を焼灼《しょうしゃく》する技術が確立される以前、医師たちは血管を切断したあと、手術用の糸で血管を結んでいた。ときには結び目が数え切れないほど多くなることもあり、一つでもほどけると大変なことになった。手と指をたくみに使うその動きは、うまく行えばバレエのように優雅なものとなり、まるで手が自分の意思で動いているかのように見える。

メイソンとジュストは結び目作りについて研究する際、ｆＭＲＩ（機能的磁気共鳴画像法）を使って被験者の脳活動をリアルタイムで観察した。その結果、結び目を作る最初のステップは、ひもを扱う前にそのプロセスについて考えることであるとわかった。さらに、被験者たちに結び目を作る場面を想像してもらったところ、驚くべきことがわかった。脳内の神経信号が実際に結び目を作ろうとしているときとまったく同じように活性化したのだ。つまり、私たちが夢を見るときも、ニューロンは実際に行動するときと同じように発火するのである。これは、夢が私たちの手続き的知識を向上させ、ダンスや芸術、スポーツなど、日常生活の多くの分野で役立つことを示している。たとえば、伝説的なプロゴルファーのジャック・ニクラウスは、夢のなかでクラブの握り方を変えてみたことがきっかけで、ゴルフの腕前が上達したと語っている。

私は神経外科医として、夢の創造力を利用したいとつねづね考えている。そこで、とりわけ難しい手術の前夜には、患者の脳と腫瘍の画像を再確認するようにしている。眠りにつきながら、想像のなかで腫瘍を回転させ、避けなければならない周囲の脳組織にとくに注意を払う。そして目が覚めたら、手術の概要を数分かけて再確認する。こうした習慣は、生物学的構造を空間的に理解するうえで役立っている。夢は視覚的でありながら空間的な体験なので、精神的な訓練が夢のなかで何らかの形で再現されることは疑いようがない。

朝になって夢を覚えていなくても、手術に対する理解が深まっていることはたしかである。

実際、睡眠と夢が学習の役に立つことは、数多くの実験によっても示されている。ある実験では、被験者が仮想現実（ＶＲ）の迷路を探索した。その後、半数の被験者は仮眠をとったが、残りの半数はとらなかった。そして、ふたたび同じ迷路に挑戦したところ、仮眠をとったグループのほうが起きていたグループよりも成績がよかった。さらに、眠っただけでなく夢を見た被験者はもっともよい結果を出した。一方、眠らなかった被験者も迷路のことを空想したが、それだけでは効果がなかった。

夢を見た人の成績がよかった理由は、彼らが迷路を突破する方法の夢を見たからだと思われるかもしれない。だが、それは違う。夢を見た被験者のうち、二人は音楽の夢を見て、あとの一人はコウモリのいる洞窟の夢を見た。それはＶＲの迷路とは似て非なるものだった。つまり、**彼らは迷路の夢を見ていないにもかかわらず、夢を見ただけで記憶が強化されたのである。**夢を見ることが迷宮に関する理解につながったのは明らかだが、どういう仕組みなのかはいまだにはっきりと解明されていない。

悪夢も創造力をかき立てる

一九八七年、タフツ大学医学部のアーネスト・ハートマンは、ある研究を行った。これまでずっと悪夢に苦しめられてきた一二人と、鮮明な夢を見る一二人、そして悪夢も鮮明な夢も見ない一二人を綿密に比較調査したのだ。[5] それぞれの被験者には、構造化インタビュー［事前に決められた質問やトピックにもとづいて、被験者に対して一貫性のある質問をする形式のインタビュー］や心理テスト、性格測定の検査が行われた。その結果、悪夢を見る人々はほかのグループよりも芸術や創造性においてすぐれた才能を発揮することがわかった。夢のなかで邪悪なものや脅威を想像する心が、覚醒時の創作活動に役立っているのだ。

悪夢は多くの著名な作家のアイデアの源として重要な役割を果たしてきた。たとえば、世界的に有名なホラー作家のスティーヴン・キングはかつて飛行機のなかで眠りについた際、ある狂気に満ちた女性の夢を見た。お気に入りの作家を監禁して身体を切り刻むその女性の姿から、小説『ミザリー』が生まれた。

同じくキング作の『シャイニング』もまた、悪夢から着想を得た作品だ。シーズンオフ間近の山岳リゾートホテルにキングと彼の妻だけが宿泊したときのことである。彼はそこで、自分の三歳になる息子が消防用ホースに追いかけられて悲鳴を上げながら廊下を逃げ回る夢を見た。キングは汗だくで目を覚ますと、タバコに火を点けて窓の外を眺めた。「タバコを吸い終わるころには、作品の骨組みがしっかりと頭のなかにできあがっていた」と彼は語っている。

さらに、フランスなど世界各地で発見された先史時代の洞窟壁画や古代の遺物についても同じことがいえる。そうした作品には多くの生き物が描かれており、とくに人間と動物が混ざり合った形が目立つ。考古学者たちは、幻想的な形象が夢からの着想をもとに描かれたのではないかと推測している。悪夢がもっとも記憶に残るタイプの夢であることを考えると、これらの作品は初期の芸術として悪夢を描写したものという可能性も否定できない。さらにいえば、物語を話すという行為自体が、夢や悪夢を共有したいという欲求から生まれたものかもしれない。

夢から創造性を引き出す

古代エジプトには「眠りの神殿」と呼ばれる建物があり、人々はそこで病気の治癒や重要な決断の助けとなる夢を見たいと願って眠りについた。同様に、古代ギリシア人も特別な神殿へおもむき、問題を解決するための夢を見られるよう祈った。これこそ、先述したドリーム・インキュベーションである。現代の研究では、ドリーム・インキュベーションは単なる信仰にもとづく古風な習慣とは異なり、科学的な根拠に裏づけられた手法であることがわかっている。

夢の内容は、暗示の力に影響を受けるという研究結果がある。必ずしも成功するとは限らないが、特定の人物やテーマに関する夢を見たいと表明することで、その方向へ夢を誘導できるという。それによって夢が創造力を刺激し、社会的ジレンマ〔個々の最適な選択が集団全体の利益に反する問題〕について考察したり、重要な決断を下したりする役に立つかもしれない。ハーバード大学で夢について研究を行う心理学者ディードリ・バレットは、学生たちに寝る前の一五分間、感情に関連する問題を考えてもらった。[6]すると、半数もの学生がそうした問題についての夢を見たと報告した。

夢は非常に視覚的な体験なので、眠りにつく前に特定の人物やイメージ、場所、問題などを思い浮かべることで、ドリーム・インキュベーションが成功する可能性が高くなる。悪夢の章で述べたように、イメージリハーサル療法を用いれば、くり返し見る悪夢を改変することが可能になる。夢の内容を書き換えて無害にしたり、うまくいけば幸せな結末に変えたりすることもできるだろう。一見すると単純な方法に思えるが、先述したとおり、実際に多くの人々が悪夢から解放されているのである。ドリーム・インキュベーションも絵空事のように聞こえるかもしれないが、夢を特定の方向へ導けることが本格的な研究によって裏づけられている。

マサチューセッツ工科大学（ＭＩＴ）メディアラボの研究者たちは、創造力を最大限に引き出すような睡眠と夢を誘発する技術を開発している（１４１ページを参照）。装置は被験者の入眠を感知し、その瞬間に何を考えていたのかを尋ねる合図を与えて反応を記録する。第8章で詳述するように、感覚を利用して夢の内容を設計する方法はいくつも考案されている。

悪夢を鎮める方法についての箇所で見たように（78ページ）、自分の願い事を書いた紙や、見たい夢に関する絵や物をベッドのそばに置いておくことも効果的である。これは動物や自然の象徴を崇拝するような儀式とは異なり、実際に夢を引き起こす手助けになる。さながら鍋に材料を入れ、それが夢のなかで思いもよらない形で組み合わさるのを待つようなものだ。

ドリーム・インキュベーションがもっとも成功しやすいのは、問題の解決策を視覚的に思い浮かべたときである。なぜなら、視覚野はレム睡眠中にもっとも活性化するからだ。眠る前に、あなたが夢に見たい問題やトピックをふり返ってみよう。そうした夢を見ている自分を想像し、目覚めたらベッドのそばに置いてある紙に内容を書き留めてほしい。

バレットの教え子たちは、学問や医療、自分自身に関する問題を選び、その解決策となりそうな夢を記録した。たとえば、ある学生は以前よりも狭いアパートに引っ越した際、すっきりとした家具の配置が思い浮かばなかったが、夢のなかで整理だんすをリビングに移動させた。実際に試してみると、家具はうまく収まったという。別の学生は、マサチューセッツの学位課程に進むべきかほかの場所にすべきか迷っていたところ、自分の乗っている飛行機がマサチューセッツへの緊急着陸を余儀なくされる夢を見た。パイロットは、マサチューセッツに着陸するのは危険すぎると言った。夢の内容を検討した学生は、別の場所で学位を取ることが賢明だと判断した。

夢は、あなたが内容を覚えていなくても、起きているときの思考に影響を及ぼすことがある。突然アイデアがひらめいたり、問題の解決法がふと思い浮かんだりするのだ。そのようなひらめきの源が夢であることはおおいにありうる。夢を覚えているかどうかは問題ではない。夜ごと見る夢は、私たちの創造性を高めてくれているのだ。

夢に秘められた創造性を利用する

自分が生まれつき創造的な人間だと思っている人は少ない。おそらく、あなたもその一人だろう。しかし忘れてはならないのは、夢を見ること自体が、誰もが携わる創造的な活動であるということだ。**目の見えない人でさえ、視覚に頼らず夢を見る。**彼らは、視覚的な情報の不足を音や触感、味、匂いなどで補っている。幸いなことに、創造的な夢を見る能力は誰にでも身につけられるものだ。

私たちは夢のなかで説得力のある物語を紡ぎ出す。遠い過去の記憶、最近の出来事やこれから起こるであろう出来事、感情、インターネットや本で得た情報の断片、人生の細かな情報などを組み合わせて、一つの物語を作り上げる。このプロセスには、ほとんど制約がない。夢のなかの登場人物は、家族、亡くなった親戚、歴史上の人物、友人、職場の同僚、見ず知らずの人物、ほんのしばらく会ったことのある人などさまざまだ。アメリカの脚本家チャーリー・カウフマンはこう述べている。「人の脳は、心の状態を映画にするよう配線されている。夢は非常によくできた物語だ……人は夢のなかで不安や危機感、憧れ、愛、後悔、罪悪感を、豊かで充実した物語に変える」[7]

それでは、どうすれば秘められた創造力を発揮できるだろうか？　夢に備わった創造性を育み、生産的な方向へ導くにはどうしたらいいのか？　まず重要なのは、**夢を覚えておくこと**である。

夢の内容を思い出そうとしても思い出せなかったという経験は誰にでもあるはずだ。最初はぼんやりとしていた記憶が徐々に薄れ、やがて眠りの海に沈んで消えてしまう――水面にかすかな波紋を残して。これには理由がある。私たちは、**夢を見ている自分と目覚め**

ている自分とを区別しなくてはならないのだ。私たちの人生を構成する物語、すなわち物語的自己は、私たちの自伝的記憶から成り立っている。自伝的記憶は当然ながら目覚めているときに形成され、私たちはそれをもとに過去の出来事をつなぎ合わせ、未来を予測する。夢の記憶と自伝的記憶が混ざり合ったら、とてつもなく混乱してしまうだろう。そのため、夢のなかの広大な世界——つまり、私たちが夢の体験を完全に受け入れ具現化する場所は、朝になるたびに自伝的記憶から追いやられる。

夢を覚えておくために簡単にできることがある。自分の意思をはっきりと言葉で表明するのだ。「私は夢を見る。夢の内容を思い出し、それを書き留める」と眠る前に言ってみよう。意味が同じであれば、文面は変えてもかまわない。数多くの研究によって、このような自己暗示が夢を思い出す可能性を高めることがわかっている。具体的な生物学的メカニズムは解明されていないが、目覚めているときの生活が夢の世界に影響していることを考えると、自己暗示が夢を見るときの心に根づいているのかもしれない。

目が覚めたらしばらくじっとして、夢について覚えていることを枕元の紙かスマートフォンのメモアプリに書き出そう。このとき、電気をつけてはいけない。通知も確認しないこと。与えられた時間は一、二分しかない。エグゼクティブ・ネットワークが突如として再起動する前に、目的を達成しなくてはならない。ゆっくりと身を起こし、何かに手をつける前に夢を思い出すようにしよう。このような回想は、努力と練習で洗練される。夢を思い出す能力はすぐに向上するので、最初のうちは断片的な内容しか思い出せなくても、一週間ほどで夢の全体を思い出せるようになる。いずれにしても、その日の予定を考える前に、夢の内容を記録する習慣を身につけることが大切だ。

私たちは本来、夢を忘れるようにできている。目が覚めるとエグゼクティブ・ネットワークが支配権を取り戻し、自伝的記憶がふたたび働きはじめる。これは日々の経験——自分が誰で、どこにいて、これから何をするのかをリンクさせるためになされる。目的は、自伝的記憶と夢を混在させないことだ。また、私たちにはほかの種類の記憶も必要である。たとえば、手続き的記憶は自転車に乗るといった技能を覚えるために不可欠であり、エピソード記憶は特定の出来事や人の顔と名前を覚えるうえで欠かせない。自伝的記憶はこれらすべてを結びつけている。いずれも私たちにとって一つとなった経験であり、決して人生における断片的な要素ではない。

目覚めの過程を支えているのは、覚醒に関連する神経伝達物質のセロトニンと、外界に意識を向け、目標指向となったときに放出されるアドレナリンだ。

眠っているあいだはどうしても無防備になるので、目覚めたときに外界に意識を向けるのは生存にとって不可欠なメカニズムである。初期の人類は覚醒の直後に警戒心を高め、すばやく思考を切り替えることで、自分が危険にさらされていないかを判断したのだろう。また、第1章でも述べたように、アドレナリンは生きるうえでの強力な原動力であり、起きているときに日常生活のノイズのなかから信号を探し出す力を与えてくれる。そして、私たちは夢を見るときにはこの力を逆手に取る。あらゆる信号を無視して、夢のなかの広大な領域を探索し、ノイズのなかからパターンや意味を見出すのだ。

目を覚ましたとき夢を忘れてしまっていても、その内容は実際には記憶されているという話がある。第1章でも見たように、私たちにはどうやら夢を覚えるための記憶システムが別に備わっているらしい。そのため、忘れてしまった夢でさえも心のなかに残っているのだ。

したがって、夢を思い出すためには、自身の神経生物学的構造を（少なくとも一時的に）回避し、夢の世界にふたたび足を踏み入れなければならない。そこに戻ることで、私たちの心は普段の生活では決してありえない広がりを見せることだろう。夢の世界について考え、思い出そうとすることで世界は広がるだろうが、これは新しい言語の学習やほかの認知的・身体的な技能の習得とは異なる方法をとっている。

起きながら眠る秘訣——創造性の入口

もしもあなたが脳の境界領域を行き来して、発散的思考と実行機能［脳が意思決定や問題解決、計画立案といった高次の認知プロセスを調整・管理する機能］を切り替えられるとしたらどうだろうか？　率直にいって、それは可能である。眠りにつくとき、私たちは入眠状態になる。意識はあるが、同時に夢のなかにいるようなぼんやりした状態だ。このとき、創造的な思考の準備は整っている。入眠状態では、脳は先述したアンナの嚢胞と同様のふるまいをする。

超現実主義《シュールレアリスム》の画家サルバドール・ダリは、夢と覚醒のあいまいな境界が創造性の宝庫であることを認識し、それを利用する方法を考案した。ダリは椅子に座り、親指と人差し指で大きな鍵をつまむと、床に置いた皿の上でぶら下げた。ウトウトすると皿に鍵が落ち、彼はその音で目を覚ました。そして、眠りそうになったときに浮かんだ幻想的な光景をすぐにスケッチしたという。ダリはこれを「起きながら眠る秘訣」と呼び、創作活動のインスピレーションとして利用した。

睡眠と覚醒の融合は、脳波計（ＥＥＧ）で測定可能である。私たちが**眠りにつくと、脳**

波計はリラックスした状態のα《アルファ》波を示し、浅い睡眠状態に入ると、α波よりも周波数の低いθ《シータ》波を示す。この二種類の脳波がまれに重なり合う瞬間がある。まるで河口付近で、海水と淡水が混じり合ったようなめずらしい瞬間である。**この状態に至ると、夢の創造性に触れながらそれを認識することができる。**つまり、夢を見ているときと同じように、ともすると奇妙になりがちな思考やイメージを誘導するのではなく、観察することが可能になる。それによって、目覚めているときと同様、そのような思考にリアルタイムで接することができる。ダリは入眠について、いみじくも「睡眠と覚醒を隔てる見えないロープの上で均衡を保ちながら歩くようなもの」[8]と表現している。

フランスのパリ脳研究所の研究者たちは、ダリの入眠テクニックを検証することにした。[9]被験者たちは、八桁の数列から決められたルールにしたがって九番目の数字をできるだけ早く答えるよう指示を受けた。この課題は時間をかけて着実に解くこともできるが、数列の裏に隠された別のルールに気づけば、時間を大幅に短縮できる。隠されたルールに気づかなかった被験者には二〇分間の休憩が与えられ、そのあいだ、ダリと同じように物を手に持って半リクライニングの椅子に横たわるよう指示された。眠気に襲われて物を落とした被験者は、そのときに心に浮かんだものを尋ねられた。さらに、脳波や眼球の動き、筋肉の活動が測定され、被験者が覚醒していたのか、睡眠に入ろうとしていたのか、それともより深い眠りに入っていたのかが確認された。休憩が終わると、被験者たちはふたたび課題に取り組むよう求められた。

実験の結果は驚くべきものだった。ほんのわずかな入眠がひらめきをもたらしたのだ。覚醒と睡眠の境界にあったグループは、覚醒したままだったグループと比較して、隠されたルールを見抜く割合が三倍近くも高かった。研究者たちがこの現象をくわしく調べた結果、創造性が花開く瞬間が明らかになった。ルールを発見できるかどうかは、覚醒時のα波とエグゼクティブ・ネットワークの中間のレベルに関連していることがわかった。もっともよい結果を収めた被験者は、覚醒度が高い（α波が高い）状態でもなければ、深い眠りに向かっている（α波が低い）状態でもなかった。これこそまさにダリが求めていた見えないロープだった。興味深いことに、深い眠りに入った被験者は、インキュベーション・ピリオドのあと眠らなかった被験者や入眠状態にとどまったグループよりも成績が低かった。

パリ脳研究所の研究者たちは、長年にわたって信じられてきたことを実証した。入眠はまさに「創造性を引き出すカクテル」なのだ。作り方は「**問題を用意したら、短いインキュベーション・ピリオドのあと、入眠する**」。ただそれだけである。あとは、問題の解決に集中するだけだ。

　先述したとおり、MITメディアラボの研究者たちは、テクノロジーを駆使して創造性の扉を開こうとしている。[10] 彼らは「ターゲテッド・ドリーム・インキュベーション・デバイス」と呼ばれる装置を開発した。この装置はダリの手法を模倣したもので、入眠状態を測定することを目的としている。被験者は中指に取りつけたフレックス・センサーという検査用器具で、心拍数の低下や皮膚の電位の変化を調べられる。ダリは金属の皿に落ちる鍵の音で自分が入眠したことを知ったが、この装置は筋肉の緊張が緩んで手がゆっくりと開くことから睡眠状態に入ったことを検出する。入眠が検出されると、装置からは夢を誘導する音声が流れ、創造性を刺激する。ただし、このような製品はまだ開発初期の段階にあるため、実際に効果があるかどうかは現時点ではわからない。

　入眠には豊かな想像力を超える力があると考えられ、学習への効果も期待されている。ある研究では、コンピューターゲーム「テトリス」の初心者と上級者を対象に興味深い実験が行われた。テトリスは、上から落ちてくるさまざまなブロックをすばやく回転させ、きれいに積み上げるゲームである。被験者たちは三日間、合計七時間ゲームをプレイした。彼らは実験期間中眠りはじめると何度も起こされ、そのとき目の前に浮かんだものを尋ねられた。初心者のうち四人に三人が、入眠時にテトリスのブロックが落ちてくる光景が浮かんだと答えた。一方、上級者のうち同じように答えたのは半数にとどまった。上級者のなかには幾何学的な形状を見たと答える人もいたが、それは実験前にプレイしたゲームのものだった。これは、初心者がゲームの学習に取り組んでいた一方で、少なくとも一部の上級者は直近のプレイと過去の経験とを混同していた可能性があることを示している。

ここで述べたことがどのように作用するかについては、くわしい調査が進められている。とくに注目すべきは、初心者がテトリスの映像を二日目の夜に見るケースが多かったことだ。夢を見るタイミングとしてはかなりのタイムラグと考えられる。初心者にせよ上級者にせよ、入眠時の認知体験は非常によく似ている。彼らはみな、テトリスのブロックが目の前を落下し、ときに回転し、ときに画面下の空いたスペースにぴたりと収まる様子を報告している。

この魅力的な研究は、入眠を独特な心の状態として受け入れる必要性を思い出させてくれる。私たちは一日の緊張感から解放されても、それを完全に捨て去るわけではないのだ。

私の患者、アンナに話を戻すと、彼女は脳にできた嚢胞が夢を見る脳と同じふるまいをしたことで、創造性が爆発するような感覚を味わった。しかし、脳脊髄液がだんだんと増えていくにつれ、頭痛はますます頻繁になり、耐えがたいものになっていった。一滴ごとに脳が圧迫され、頭が割れるような痛みを感じるようになった。同じ痛みを経験した人によると、それはまるで頭蓋骨そのものがひび割れるような感覚だという。解決策はいたって簡単だ。髪の生え際を少しだけ切開し、硬貨ほどの穴を開けて液体を抜けばいい。目立つ傷跡も残らない。

しかし、アンナはためらった。自分の創造性を失いたくなかったのだ。彼女は世界を創造することをこよなく愛しており、創造された世界を楽しむだけの生活には戻りたくなかった。結局、彼女は私の提案を断った。彼女に会ったのはそのときが最後だ。以来どうなったのかはわからない。頭痛に耐え切れなくなって手術を選んだのか、あるいは脳が日々増えつづける液体によって機能しなくなってしまったのか……。しかし、ともかくあの時点では、爆発的な創造性を手放すことへの懸念はあまりにも大きかったのだ。私にもそれはよくわかっていた。

第5章　夢からわかる健康状態

それは一九九〇年代後半、私がまだ医師としての研修を受けはじめたころのことだった。あるとき、私はロサンゼルスでもとくに有名なフリーウェイで、地元では「ワン・オー・ワン」の呼び名で親しまれている国道一〇一号線の南端にいた。そこである患者と出会ったことで、私の夢に対する考え方は大きく変わることになった。私はそのときまで夢に思いをめぐらせたことはなく、夢が私たちの身体の健康とどのように関わっているのかも考えたことはなかった。しかし、彼との出会いがきっかけで、私はすべてをまったく新しい視点から見るようになった。

患者と面談するために、私は長いドライブをしなければならなかった。ハリウッドサインや数多くの撮影スタジオ、巨大なロサンゼルス総合医療センター、ロサンゼルス中央刑務所の前を通り過ぎて、ようやく退役軍人医療センターにたどり着いた。アメリカの退役軍人には独自の病院制度が用意されており、私と彼が出会ったのもそうした場所の一つだった。彼は五五歳の男性で、最近よく悪夢にうなされるようになったという。彼も多くの人と同じように、大人になってからときおり悪夢を見ることはあったが、近ごろその頻度が増したというのだ。そんなことは今までになかったので、不安に駆られたそうである。当時の私は、退役軍人が悪夢を見るのは心的外傷後ストレス障害（ＰＴＳＤ）によるものだと考えていた。しかし、彼は違うと主張した。戦争からすでに何十年も経《た》っていたし、ほかにこれといった症状も見られなかったからだ。

とくに興味深かったのは、彼の夢に出てきたのが動物だったことである。私はその話を聞いた瞬間、彼が未診断の統合失調症ではないかと考えた。この深遠にして厄介な病気の原因はいまだにはっきりと解明されていないが、その症状には際立った特徴がある。夢が覚醒時の幻覚や妄想に溶け込むのだ。**統合失調症の患者は動物を幻視することが多く、それらはお互いに会話をしたり、患者について話したりすることがある。**しかし、私の患者の夢に出てくる動物はみな受動的で、彼と直接関わることはなく、ただ夢のなかの風景として存在していた。さらに、彼の話しぶりは終始なめらかで、精神的な病気の徴候はほとんど見られなかった。

私は彼に「夢に恐怖を感じますか？」と訊いてみた。患者はきっぱりと首を横に振った。健康診断や血液検査の結果にも異常はなかったが、友人の話では、寝ているあいだに大声を出すことが増え、ときには夢の内容を実演することもあったという。また、夢を見ている最中、いっしょに寝ていた相手の顔を殴ったこともある。このような話から、私の頭には別の病名が浮かんだ——**レム睡眠行動障害**だ。これは睡眠中に筋肉の麻痺が起こらなくなる病気で、平たくいえば**夢内容実行症**（**DEB**）となる。

私たちの脳と身体は毎晩九〇分の睡眠サイクルを正確にくり返しており、各サイクルでは浅い眠りのあとに深い眠りが訪れる。深い眠りは**徐波睡眠**とも呼ばれ、脳波はゆっくりとしたリズミカルな波形を示している。そのあと、睡眠パターンはふたたび変化する。まぶたの下で眼球が動きはじめ、全身の筋肉のほとんどが麻痺する。眼球がまぶたの下できょろきょろとすばやく動くことから、この段階を**急速眼球運動睡眠**、または**レム睡眠**と呼んでいる。

レム睡眠と夢を見ることはしばしば混同されるが、それは必ずしも正確ではない。私たちは睡眠のどの段階でも夢を見る。つまり、**レム睡眠でなくても夢は見られるのだ**。**だが、もっとも強烈で奇妙な夢はレム睡眠時に生じることが多い**。私たちは夢のなかで拘束され、自分一人のためにみずから作ったショーを強制的に見せられる。

睡眠実験で夢を見ている人をさまざまな時間に目覚めさせた結果、夢は夜が深まるにつれて変化することがわかった。**早い時間帯の夢には、覚醒時の生活の要素が多く含まれる**

傾向がある。一方、夜が更けるにつれて感情的な側面が強くなり、古い自伝的記憶が混ざりやすくなる。もっとも記憶に残りやすいのは、目覚める直前の夢だ。また、夢の雰囲気も変化する。**夜の始まりはおおむね否定的だが、夜が深まると肯定的なものになっていく。**

患者からくわしい話を聞いているうちに、私のなかである認識が深まった。夢と身体は切り離せないものであり、夢を見る心と身体の健康は私たちが想像している以上に密接に結びついているのだ。

夢は将来の病気を警告する——パーキンソン病、レビー小体

当時は知らなかったのだが、このめずらしい症状——五〇代の男性による夢の内容の実演——は、数年後に**シヌクレイノパチー（α《アルファ》-シヌクレイン病）**と呼ばれる脳疾患を発症させることがわかった。それも、ほぼ確実にである。原因不明のDEBを抱えた患者のなんと九七パーセントが、診断から一四年以内にパーキンソン病かレビー小体型認知症に罹患したのだ。

シヌクレイノパチーは、α-シヌクレインというたんぱく質の異常な凝集を特徴とする神経変性疾患群である。この小さなたんぱく質は本来ニューロンの内部にあり、ニューロ

ン間のシナプスの形成や神経伝達の調整といった重要な役割を果たしている。しかし、シヌクレイノパチーによってα-シヌクレインが異常に折りたたまれると、一種の分子ヘドロのような凝集体が形成され、身体に深刻な影響をもたらす。また、これらのたんぱく質が細胞から細胞へと広がると、さらなる損傷が引き起こされる。このような異常なたんぱく質がDEBを発生させる仕組みは正確にはわかっていないが、驚くべき相関関係が存在することはたしかである。

ほとんどの臨床症状は基礎疾患とともに現れるが、なかには病気が発症する前に出現するものもある。医学の分野では、こうした警告のような症状は**前駆症状**と呼ばれる。たとえば、発熱や食欲不振は感染症の前駆症状だが、多くは発病の数時間前から数日前に生じる。シヌクレイノパチーのように、一〇年以上も前からDEBが起こるのはきわめてめずらしい。

私の患者の場合、夢が一見無関係な行動を通じて脳や神経が衰えつつあることを予兆していた。しかしそれは、実際の症状が現れたり診断検査を受けたりするよりもずっと前のことだった。彼の夢の内容とその変化は、私たちの理解を超える形で身体の健康と結びついていた。さらに、DEBがシヌクレイノパチーを予知する力は画像診断や血液検査に匹敵するほどすぐれていた。何年も前からこのような確実な診断ができることはまれである。

ＤＥＢの患者は、鮮明で暴力的で、アクション満載の夢を見る傾向がある。夢のなかでは、自分や身近な人たちへの身体的な脅威が描かれることがたびたび報告されている。五〇代から七〇代の男性が経験した夢の実演の記録には、殴ったり蹴ったり、取っ組み合いを演じたり、暴漢や野獣から逃げたりといった混乱ぶりが見られる。ある男性は、枕を使って想像上の翼竜を追い払おうとさえした。動物が頻繁に登場する点は統合失調症の夢と共通するが、ＤＥＢの場合、夢の物語が日中の生活に影響を及ぼすことはない。

夢の実演はときに激しいものとなる。ＤＥＢの患者はたいてい寝たまま夢を行動に移すが、ときにはベッドから転げ落ちたり、想像上の追っ手から逃げようとして壁にぶつかったりすることがある。ある男性は暴漢と戦う夢を見て目を覚ますと、妻にヘッドロックをかけてしまっていた。実際、妻を守ろうとする夢を見て、目覚めると自分が危害を加えてしまっていたというケースは多い。他方、女性のＤＥＢ患者はまれで、夢の内容も攻撃的なものは少ない。さらに、男性とは異なり、夢を実演する際に暴漢と格闘するといったこともめったにない。

攻撃性はパーキンソン病などのシヌクレイノパチー患者に共通する要素なので、患者が本来攻撃的な性格を持っているとか、彼らの夢が現実を反映していると思われることがある。しかし、それはまったくの誤解だ。実際には、攻撃的な夢を見る人は日中の攻撃性に関するアンケートのスコアが平均よりも低いことがわかっている。つまり、彼らは目覚めているときこそ穏やかだが、寝ているときにのみ凶暴なのである。このような昼夜の人格と行動に奇妙な断絶が起こる理由はいまだ解明されていない。

しかし、実演される夢がすべて攻撃的というわけではない。科学文献には、食べたり飲んだりのほか、笑う、歌う、拍手する、踊る、キスをする、タバコを吸う、リンゴをつかむ、泳ぐなどの非暴力的な行動も報告されている。ある男性は、釣りをしている夢を見ながら、ベッドの端で想像上の釣り竿を持って座っていたという。

夢の実演と悪夢の到来はパーキンソン病発症の臨床的な前兆であり、最初の運動障害が起こる数年前、場合によっては数十年前に現れることがある。そのため、医師は夢に注意を払うことで、病気への早期介入の有力な手がかりを得られるかもしれない。私は患者と出会ってから二〇年間、夢が私たちの健康について警告し、健康状態を知らせてくれる数々の事例を学んできた。

たとえば、二〇世紀中盤にレニングラード脳神経科学研究所で働いていたヴァシリ・カサトキンは、三五〇〇人以上の患者から夢の報告を収集し、身体的な不調が夢に影響を与えると結論づけた。[1] 集められた一六〇〇〇件以上の報告のうち、九〇パーセントは戦争や火災、怪我などにまつわる否定的なものだった。興味深いことに、直接的な痛みを感じる夢は非常に少なく、記録された夢のわずか三パーセントに過ぎなかった。この発見は、のちの研究者によっても裏づけられている。

カサトキンはまた、正確な割合は明らかにしなかったが、夢がたいていの場合病気の臨床症状の前に現れることも発見した。彼は、夢の実演がパーキンソン病などのレビー小体病を予告するのと同じように、不快な夢や恐ろしい夢が身体的な不調の前兆となることを確信していた。例として、患者が吐き気や腐った食べ物、嘔吐がテーマの夢を見たあと胃炎になったり、ネズミが腹部を食い破る夢を見たあと胃潰瘍と診断されたりしたケースを挙げている。カサトキンの考えでは、病気に関する夢は通常の悪い夢とは一線を画すものだった。一晩中続くうえ、不調を抱えつつある部分と何らかの関連があるように思われたからだ（たとえば、肺病を患っている人は呼吸に関する嫌な夢を見た）。さらにカサトキンは、病気から回復する過程で夢が変化したことも報告している。

夢と健康の結びつきは魅力的な研究テーマだが、それを証明するのは難しい。ほとんどの患者は病気にかかってから夢を思い出すからだ。ひょっとすると、これは単なる**確証バイアス**［自分の考えや信念を支持する証拠を強調し、反対の証拠を無視する心理的傾向］の一例で、病気になったあと警告を発していたように思える夢を思い出しているだけなのかもしれない。研究者たちは夢について理解を深め、それが将来の健康状態とどのように関連しているのかを明らかにするため、有力な科学的証拠を得ようとしている。

ある研究では、心臓病患者のグループに対して、心臓カテーテル検査（細く柔らかい針金を使って、冠動脈の狭窄部を押し広げる検査）を受ける前に見た夢を尋ねている。そして、退院した患者たちを半年間にわたって追跡調査し、健康状態を「治癒」、「改善」、「不変」、「悪化（再入院なし）」、「悪化（再入院あり）」、「死亡」の六段階で評価した。

その結果、驚くべきことに、患者の夢の内容が退院後の経過と関連していることが明らかになった。**死についての夢を見た男性や、別れについての夢を見た女性は、当初の心臓病の重症度とは関係なく、臨床転帰が悪化する可能性が有意に高かった**。これは夢が患者に何らかの形で予後の手がかりを与えていたことを示唆している。夢は身体の健康に関するシグナルだったのだろうか？　病気や治癒に対する本人の意識を反映していたのだろうか？　はっきりとしたことはわからない。だが、この発見が非常に興味深いもので、夢と健康の関係について何らかのことを示しているのはたしかだ。

夢の教えにしたがった結果、がんの診断につながった事例もある。**警告夢を見た女性が乳がん検診を受け、最終的にがんと診断されたケースが報告されている**。彼女たちは、通常の夢よりも鮮明で激しく、脅威や危険、恐ろしさを感じる夢を見たと述べている。なかには、「乳がん」や「腫瘍」といった言葉が含まれる夢もあった。また、乳房に物理的な接触を感じる夢もあった。そのような夢を見た女性のほとんどが、夢が重大な警告を発していることを確信したという。

夢には、数千年にわたって好奇心や恐怖の対象となってきたものがある。それは、歯が登場する夢だ——なかでも多いのが、歯が抜ける夢である。歴史を通じて、歯を失う夢は家族の死や財産の喪失など、不吉な出来事の前兆と考えられてきた。たとえば、一六三三年に書かれた農業に関する手引き書『田舎の相談役（*The Countryman's Counsellor*）』では、歯が血まみれになる夢はその人の死を予言するものとされている。

しかし、そのような夢を見る本当の理由は、おそらくもっと単純なものだ。歯に関する夢は、睡眠中に歯に刺激が加わることと関連している。イスラエルの研究者たちが二一〇人の大学生を対象に行った調査によると、**歯に関する夢は目覚めたときの歯や歯茎、顎の緊張状態と関係しており、睡眠中の歯ぎしりや歯の食いしばりに原因がある。**[2] 今後ほかの研究でも同様の結果が得られれば、象徴的な「歯を失う夢」を見る原因がごく普通のものであると証明されるだろう。

先に述べた患者とはそれ以来会っていないが、数年後の状態については見当がつく。なぜなら、彼の夢が将来の展望を示していたからだ。おそらく進行性の神経変性疾患を発症し、精神にダメージを受け、最終的には亡くなってしまったと考えられる。私は私生活と仕事において、科学文献や普段の会話で心と身体の関係が話題にのぼるたび、あの患者のことを思い出す。そして、迫りくる病気への脳からの警告が、夢のなかでどう変化するかについても考えずにいられない。

しかし、夢にはもう一つ、さらに重要といえるかもしれない健康との関係がある。夢には、心と身体を分ける効果があるのだ。

夢は精神的な苦痛への対処を助けてくれる

きっと多くの人が試験に遅刻したり、人前で裸になったり、飛行機やバスに乗り遅れたりする夢を見たことがあると思う。夢のなかでは、もっとも恐れているものや真の感情、不快な考えがとめどなく現れる。夢はそうやって、悲しみや病気などのつらい状況にリスクを冒さず対処する手段を提供してくれるのだ。

たとえば、離婚との関係について考えてみよう。離婚は間違いなく人生の一大変化であり、ストレスの多い出来事である。私たちの主要な人間関係を根本から変えるとともに、健康にも多大な影響をもたらす。離婚は肥満や過度の飲酒と同じくらい寿命に影響を与えることが大規模な調査によってわかっている。離婚した人のなかには、うまく乗り越えられる人もいれば、いつまでも引きずってしまう人もいる。離婚から立ち直れるかどうかは、心の状態だけでなくほかの要因にも左右される。夢を見ることは、この破壊的な出来事から抜け出し、健全な状態に戻る手助けとなるのだろうか？

　離婚を経験した女性を対象とした詳細な研究によると、自分の人生を歩むことに成功した女性は、以前のパートナーの夢を見ても否定的な反応を示さなかったという。[3] 夢に元パートナーが現れても、中立的な感情を保つことができたのである。このような感情面での反応の欠如が、離婚を乗り越える手助けとなった。元パートナーの夢を見ることは、未練や後悔の表れではない。それを理解するための鍵を握ったのは、夢の内容よりも、むしろ夢を見たときの感情だった。

　興味深いことに、結婚生活の破綻にうまく対処できている人ほど、自分の夢を覚えている傾向が強いことがわかっている。夢を記憶することで、日中その夢について深く考えるようになり、潜在的な治療効果が高まった可能性がある。調査に参加した人々は、人生の予期せぬ感情的な出来事に対処しようとしていた。夢のなかで感じた元パートナーへの無関心な態度を思い出したことで、一種のカタルシスを得られたのかもしれない。

　トーク・セラピー（話し合い療法）と夢を見ることは似ている。どちらも自己を表現し、仮定のシナリオを考え、感情を探求するための安全な環境を提供してくれる。夢の内容は、心理療法の有用なテーマになりうる。それは、夢がフロイトが述べたような抑圧された願望を明らかにするからではなく、真の感情をさらけ出すからだ。メリーランド大学で教鞭を執っていた心理学者で今なお大きな影響力を持つクララ・ヒルは、夢が自己を深く理解する手助けになると主張した。夢は個人的な経験であり、「謎めいていて恐ろしく、創造的でくり返し現れる」からだ。[4] しかしヒルによると、セラピストの多くは夢に関するトレーニングを受けていないため、患者とその夢について効果的に対話するための準備ができていないという。

夢自体が持つ潜在的な治療効果に加えて、脳内の化学物質は私たちが感情豊かな夢を見るときに有益な変化をもたらす。レム睡眠中、脳は不安を引き起こす化学物質であるアドレナリンの分泌を抑制する。このような現象は、一日のほかの時間帯ではまず起こり得ない。そのため、夢を見ることは一種の暴露療法としての役割を果たし、夢のなかで経験する心の痛みを和らげてくれる。結果として、**人々は夢を見たあとでは否定的な感情を抱きにくくなることが報告されている。**

夢を共有することで親密さが生まれる

夢は内なる世界を深く掘り下げる手助けをしてくれるので、夢を誰かと共有することは信頼感や自分の弱さ、感情面での親しさを証明することにつながる。実際、パートナーと夢を共有することで、双方の関係を効果的に改善できるという研究結果もある。また、夢は現実と一致したものではなく象徴的なものであるため、自分の感情や家族の問題をオープンに話し合えるとともに、批判や自己防衛、責任転嫁、権力争いなどを避けることができる。人間関係における感情面での親しさと満足度は密接に関連しているので、夢の共有が人間関係に肯定的な影響を与えるのも不思議ではない。実際、これほど個人的で潜在的な意味を持った体験はほかにないだろう。

ある研究では、週に三回、三〇分間その日にあった出来事を共有する夫婦と、同じく週に三回、三〇分間夢を共有する夫婦とを比較した。[5] どちらのグループも夫婦間の親密さと満足度は向上したが、夢を共有したグループのほうが親密さを示すスコアが有意に高かった。とくに注目されたのは、結婚して一〇年以上経つ夫婦の場合、夫も妻もより親密になりたいと望んでいたことだ。夫は妻に対して完全に心を開いていると感じていたが、妻は夫との感情的な絆《きずな》が足りないと考えていた。しかし、夢の内容について語り合ったとき、夫はいつもとは異なる一面を見せた。昼間は控えめで真面目な性格だったのに対し、夢のなかでは感情豊かで反抗的だった。こうした夢の共有はお互いを刺激し、結婚生活に新たな息吹をもたらした。

さらに、アメリカのある女性向け重警備刑務所では、ソーシャルワーカーが週に一度集まるドリーム・グループを立ち上げた。グループ内で夢を共有することで、受刑者たちのあいだに信頼感や仲間意識、団結心が芽生えたという。[6]受刑者たちは夢の共有を通じて恥ずかしがらずに感情を表現し、収監生活のつらさに対処する力を身につけることができた。ある受刑者は、ドリーム・グループのおかげで自身の過去が投獄につながった経緯を理解できるようになったと述べている。また、別の受刑者はこう語った。「ここでは安心して物事を共有できます。みんなが心を開いていて、批判されることもありません。誰もがほかの人やその人の夢を支えているんです」

英国ウェールズのスウォンジー大学の研究者たちは、ドリーム・グループの利点を調査した。[7]その結果、夢を共有し議論することで、現実の生活に関する重要な洞察を得られることがわかった。これはドリーム・グループなくしては得られなかっただろう。また、グループが夢を見た人への共感を促し、本人と聞き手とのあいだに社会的なつながりを生み出すことも判明した。

精神科医のモンタギュー・ウルマンは、ニューヨークのブルックリンにあるマイモニデス・メディカルセンターにドリーム・ラボラトリーという研究所を設立し、夢を共有するグループの利点をさらに追求した。[8] 彼はドリーム・グループのためのプロセスを開発したが、これは一般的な人間関係にも応用できると考えられる。

まずは、夢を見た人がその内容をすべて、いかなる解釈も加えずに語ることだ。夢のなかに登場人物がいた場合、実在する人物なのか、もしそうなら自分とどういう関係にあるのかを述べる。

次に、グループの各メンバーは自分にこう問いかける。「もし私がその夢を見たら、どんなふうに感じるだろうか？」「私なら、そのようなシンボルから何を思い起こすだろうか？」このとき夢を見た本人をじろじろと見つめたり、話しかけたりしてはいけない。ウルマンによると、そうしないことでグループのメンバーが夢を真剣に受け止めていることを示し、ときには夢を見た本人が鋭いと感じるような見解をもたらすことさえある。その後、夢を見た人は返答を促される。

最後に、グループは夢を見た人に対し、夢と現実の生活、そして夢の持つ潜在的な意味とのつながりについて考える手助けをする。ウルマンいわく、ドリーム・グループでもっとも重要なのは相手の話をよく聞き、適切な質問をして情報を引き出す技術である。

ドリーム・グループは、私たちにとってもっとも私的な体験である夢について理解を深め、他人と交流する機会を与えてくれる。自分の夢を理解することで自己を知ることができるように、夢を共有することで周囲の人は新しい視点から私たちを理解することができる。その両方が、充実した人生を送るための一助になると私には思える。

夢は抑うつや依存の指標となる

抑うつは、私たちの物の見方や意欲、そしてもちろん気分にも影響を与える。抑うつを抱えた人は日中、絶望感や虚無感、無力感にさいなまれることがある。そして夜になると、この耐えがたい心の負担はときとして夢のなかにまで押し寄せる。

抑うつに苦しむ人の夢の内容は当然ながら暗いものが多い。うつ病と診断された人以外でも、**日中に悲しい出来事を経験した場合、夢のなかで否定的な感情を抱きやすくなることがわかっている。**同様に、起きているときに不快な気分を抱えている人は、夢のなかで攻撃的な物語や否定的な感情、不幸な出来事を経験しやすくなる。

夢は精神的な健康の尺度としても機能し、深刻なうつ病を患った人に不吉な警告を与えることがある。**うつ病（大うつ病性障害）の患者が悪夢を見る頻度は、うつ病と診断されていない人の倍以上だ。**このような現象が起こる分子的なメカニズムは今なお不明である。

さらに気がかりなのは、悪夢が抑うつ状態にある人の自殺や自殺未遂のリスクを高めているように見えることだ。うつ病でない人、うつ病患者、自殺傾向のある患者の夢をそれぞれ調査した結果、夢の内容が自殺行動を予測するための有力な指標となることがわかった。自殺傾向のある患者の夢には、暴力や流血、殺人などの要素が多く含まれていた。青少年が頻繁に悪夢を見ることは、その後の自殺未遂や非自殺性の自傷行為と関連しており、早期介入の有力な手がかりとなっている。

また、抑うつは睡眠と夢のパターンに驚きの変化をもたらす。うつ病患者の睡眠は通常とは異なり、レム睡眠に入る前の深い眠りが短く、レム睡眠の時間と感情の強さに増加が見られる。ｆＭＲＩのような非侵襲的な（生体を傷つけない）画像技術を用いて抑うつ状態にある人とそうでない人が夢を見るときの脳の血流を測定したところ、大脳辺縁系の感情の中枢に違いが生じることがわかった。この部位は誰であれ日中よりレム睡眠時に活性化するが、もっとも顕著な活動を示したのは抑うつを抱えた人であった。

抑うつ状態の人がレム睡眠時に見る夢は、九〇分の睡眠サイクルを経るごとに否定的な内容になる。これは夢が否定的な記憶に焦点を当て、不安と恐怖の負のスパイラルを引き起こすためだと考えられる。うつ病患者は朝が苦手なことが多いが、それは睡眠が乱れているからではなく、起床前に見る夢が否定的な感情に包まれているからかもしれない。

抑うつを抱えた人のなかには、少なくとも一晩眠らずに過ごしたあと、気分がよくなったと感じる人もいる。研究者のロザリンド・カートライトは、レム睡眠を短縮することでうつ病と診断された人の回復を助けられないか調査した。ほとんどの人は鮮明な夢を見ている途中で起こされると、翌朝起きたときに疲れや苛立《いらだ》ちを感じる。しかし、**うつ病と診断された人のレム睡眠を中断すると、気分や活力が朝になって向上することが判明した。**先述したとおり、抑うつ状態でない人にとって夢は夜間のセラピストのような役割を果たし、否定的な感情を和らげてくれる。だが、抑うつを抱えた人にはこの効果は薄いようだ。カートライトは抑うつ状態にある人の感情豊かな夢を中断することで、悪い結果に至る可能性を低減できるかもしれないと結論づけた。

しかし、彼女の発見は単に睡眠を変えればうつ病を治療できると示すものではない。実際、睡眠実験室以外の場所でレム睡眠だけを短縮することは非常に難しい。また、レム睡眠を奪われると、脳はそれを求めるようになる。そのため、十分な睡眠の機会が与えられると、失われたレム睡眠とそれにともなう夢を何としても取り戻そうとする。

夢は依存についても重要な示唆を与えてくれる。たとえば、回復初期の依存者は飲酒や薬物摂取の夢を見ることが多い。とりわけ、長期間にわたって薬物やアルコールの問題を抱えていた場合はなおさらだ。**断酒や断薬の初期には、実際に摂取していたとき以上に飲酒や薬物の夢を見ることが一般的である。**まるで、覚醒時に満たされなくなった欲求を夢のなかで満たそうとしているかのように。このような夢は不安や恐怖、後悔、罪悪感といった強い感情を引き起こすことがあるが、それは回復中の依存者が目を覚ますまでの一時的な現象である。飲酒や薬物の夢は、依存が回復に向かうとともにだんだんと減少していく。

　依存者がふたたびアルコールや薬物を摂取する夢を見るのは、悪い兆候だと思われるかもしれない。だが、実際は逆だ。**そのような夢は、治療中の依存者にとって良好な予後を示していると考えられる。**アルコールや薬物の摂取が夢であったと知って安堵することは、本人の考え方が変化したことを示している。とくに、回復中の依存者が夢のなかで飲酒や薬物摂取を拒否した場合はさらに意味がある。たとえば、クラック・コカインの依存から回復したあるブラジル人は、次のように述べている。「夢のなかでクスリをやっちゃダメだって思った。おれはそれを手に取ると、別の誰かに渡した。すごいことだよな？　潜在意識がおれの考え方や行動を変えているんだから。目が覚めたとき、夢のなかでクスリをやらなかったことを知ってすごくうれしかったよ[10]」

夢は脳に関連する病気の発症を警告する

臨床医はあまり話題にしないが、夢の障害はパーキンソン病の最終段階に特有の現象である。この病気の目立った特徴に、身体症状の悪化が挙げられる。バランス感覚や運動調整の機能が失われ、介助なしでの歩行が困難になり、声がしだいに小さくなるのだ。そして、パーキンソン病認知症患者の八〇パーセント近くが強烈な悪夢に悩まされている。アクション満載の攻撃的な悪夢は、この病気が身体的機能を奪う末期の段階に達した兆候かもしれない。

すでに学んだように、パーキンソン病の患者は、夢のなかに動物が出てくるようになったと訴えることがある。通常、これは子どもが見る夢だが、夢のなかの動物は子どもの夢と同じように、ペットや飼いならされた動物ではなく野生動物である。脳の衰えとともに動物がふたたび夢に現れるのは、脳が原始的な状態に回帰していることを示しているのだろうか？　患者たちの脳は三万年前ではなく、三万世代前の人類に近づいているのだろうか？　発達中の脳も老化した脳も、祖先から受け継いだ認知的な遺産として動物の夢を見るのだろうか——そうした夢は野獣と初期の人類が共存していたような、脳が急速に進化を遂げた時代の名残りなのか？　これは、さほど荒唐無稽な問いではない。悪夢のような夢の障害は、家族内で頻繁に発生することもあれば、遺伝的に受け継がれることもある。

ＤＥＢ（夢内容実行症）を抱える中年男性はほぼ確実にパーキンソン病を発症するが、夢のパターンの変化が警告する病はそれだけではない。パーキンソン病よりもずっと一般的な心と脳の衰えに関連する病気、アルツハイマー病を示している可能性がある。

現在、特殊な画像技術を使って、脳全体の代謝活動と関連するヒートマップを作成し、エネルギーの消費量を測定できるようになった。エネルギーが消費されるほど、該当する脳の部分は活性化する。ヒートマップでは強く活性化した部分が赤く、不活性な部分が青く表示される。研究によって、アルツハイマー病患者に関する驚きの事実が明らかになった。青く表示された脳の領域、つまり休止状態の領域が、イマジネーション・ネットワークと重なっていることがわかったのである。アルツハイマー病によって衰えたイマジネーション・ネットワークは活性化が妨げられるが、これは患者が眠っているときに起こるのかもしれない。

しかしわからないのは、アルツハイマー病が夢の喪失につながるのか、それとも夢の喪失がアルツハイマー病につながるのか、はたまたその両方が悪循環になっているのかということだ。**一部の科学者は現在、夢の欠如が脳の衰えを加速させているのではないかと考**

えている。また、別の科学者はさらに進んで、アルツハイマー病そのものが夢を失う病気である可能性を指摘している。アルツハイマー病によって記憶力が低下し、感情のコントロールができなくなることは知られているが、そうした機能は本来、夢が毎晩支えてくれているものだ。実際、アルツハイマー病患者の夢の崩壊が感情の調節に影響を及ぼしている可能性は高いといえるだろう。アルツハイマー病に関連して生じる記憶障害のため、患者が記憶を失ったせいで夢を見なくなったのか、それとも夢を見なくなったせいで記憶を失ったのか、あるいはその両方なのかを解明するのは難しい。なにしろ、脳と心は互いに不可分の関係にあるのだから。

かつて多重人格障害と呼ばれていた**解離性同一性障害**の患者は、夢と自己とがさらに分かちがたく結びついている。解離性同一性障害とは、一人の人間が別の独立した人格を持ち、個々の人格がそのときどきの行動を支配する精神障害である。交代人格《オルター》と呼ばれるこうした人格は、日中の行動を支配する前にしばしば夢のなかに登場する。夢の登場人物は、日中に現れるオルターの原型の役割を果たしていると考えられる。

複数の人格を持つ患者の脳をスキャンしてもなんの損傷も見当たらないことから、オルターが脳の〝裂け目〟によって生じたものではないことがわかっている。私は過去に左右の大脳半球を文字どおり〝分離〟する脳梁《のうりょう》離断手術や、半球全体を取り除く手術を行ったことがあるが、患者からは新たな人格も夢の変化も報告されなかった。解離性同一性障害のオルターは、生理的な異常よりも興味深い現象である。それは、夢を見る人が創造したものだ。

解離性同一性障害の人が見る夢は、奇妙な形をとることがある。ある人格が別の人格の夢に現れるのだ。心理学者のディードリ・バレットは、異なる人格がそれぞれの視点から同じ夢を記憶する様子を研究している。[11] たとえば、ある患者は自分が女の子になってベッドの下にうずくまり、何者かに危害を加えられるかもしれないと恐れている夢を見た。同じ夢を見ていた別の人格は、おびえている女の子をなだめようとする子どもだった。さらに別の人格は、ベッドの下の女の子を怖がらせようとしていた。

統合失調症は現実を異常な形で認識してしまう深刻な病気であり、その症状は夢にも現れることがある。統合失調症の人は存在しない声を聞いたり、誰かに追われているような感覚を抱いたりするが、そのような厄介で歪んだ認識は夢にも影響を及ぼす。統合失調症患者の夢の報告はまさに恐怖そのもので、攻撃性と残虐さに満ちており、しばしば身体が損傷する場面をともなう。通常、私たちの夢に登場する人物の四分の三は、銀行の窓口係、教師、友人など、私たちが個人的に、もしくは社会的な役割を通じて知っている人々であるが、**統合失調症の人の夢では見知らぬ人が多く登場し、たいてい男性が集団を形成する。**

統合失調症患者が抗精神病薬を処方されて病状が改善すると、夢の内容も恐ろしいものから感情的に前向きなものへと変化するが、それでも見知らぬ人が多く登場する点は変わらない。

アルツハイマー病や解離性同一性障害、統合失調症などの進行に関連して、夢が私たちの身体の健康を知る手がかりになるという証拠がこれほど存在するにもかかわらず、なぜ医師が診断の際患者に夢について尋ねないのか、疑問に思わざるを得ない。

夢が私たちを傷つけるとき——悪夢障害

悪夢をときおり見るのは誰にでもあることで、それがストレスや不安から生じることもめずらしくない。悪夢はおおむね無害である。私たちを恐怖で目覚めさせることはあるが、健康や日々の暮らしに影響することはめったにない。しかし、悪夢障害となると話は別だ。頻繁な悪夢に悩まされると、日常生活に支障が出たり、眠ることが恐ろしくなったりする。こうした悪夢は不安の元凶となるため、医師やセラピストに相談して対処すべきである。そうしないと、不眠、日中の眠気、不安感という悪循環を生むおそれがある。

悪夢は、私たちの感情の健康状態を示す尺度になる。以前はめったに見なかった悪夢を頻繁に見るようになったら注意が必要だ。また、悪夢のパターンが突然変わるのも気がかりである。悪夢はうつ病など精神的な問題が進行していることを警告しているのかもしれない。推計によると、精神障害を有する患者の三分の一が頻繁に悪夢を見ている。悪夢に注意することは、頭痛に注意することと同じくらい重要だと考えられる。たまに起こる頭痛が頻繁になったら、まずは主治医に相談すべきである。

また、**ＰＴＳＤ患者**の四分の三近くが頻繁に悪夢を見るという。悪夢は感染症による発熱や怪我の痛みとは異なり、単なるＰＴＳＤの症状ではなく、感情面に実質的な被害をもたらすものである。

ＰＴＳＤの特徴の一つにトラウマ体験が夢で何度も再現されるというものがある。夢のなかでは恐怖や怒り、悲しみを感じ、日中は過覚醒［通常の覚醒レベルを超えて過剰に覚醒している状態。不眠や集中力の低下、過度の警戒などを特徴とする］や不安にさいなまれる。ＰＴＳＤによる悪夢はトラウマから生じるものではない悪夢、すなわち第2章で述べたような、子どもの発達において有益で、重要な役割を果たすような悪夢とは異なる。精神科医のベッセル・ヴァン・デア・コークは、著書『身体はトラウマを記録する』［柴田裕之訳、紀伊國屋書店、二〇一六年］のなかで、トラウマは過去の出来事ではなく、今もあなたのなかで生きつづけるものだとし、「夢そのものが、夢を見ている本人にとってトラウマになりうる」と語っている。[12] つまり、特定の出来事の夢を見ることで、ふたたびトラウマを経験しかねないということだ。実際、悪夢を見ているとき、私たちの心拍数と呼吸はその出来事を実際に経験しているかのように速くなる。夢のなかで活性化する脳の部位は、覚醒時に反応する部位と一致する。たとえば、走る夢を見ると運動野が活性化し、恐怖を感じると扁桃体が活性化する。

他方、夢にはトラウマ体験を書き換える力がある。時間はかかるが、治療効果のあるものへと変えることができるのだ。ほとんどの人が一生のうちに一度はトラウマを経験するが、その反応は覚醒時と睡眠時を問わずさまざまである。交通事故や愛する人との突然の別れ、犯罪被害などによるトラウマを経験したあと、心的外傷後成長（ＰＴＧ）という心理的な反応を通じて回復する人もいれば、そうでない人もいる。夢を注意深く観察し、それが象徴的な夢なのか現実的な夢なのかを見極めることで、トラウマにどの程度対処できているのかがわかる。

トラウマを経験して間もない人は感情が鮮明なので、夢の研究の理想的な対象となる。アメリカの研究者アーネスト・ハートマンは、そのような人々四〇人が二週間から二年間にわたって見た夢を収集した。[13] その結果、一般にトラウマから回復するには、事実にもとづく夢から視覚的に異なる形で象徴される夢に移行する必要があることがわかった。夢の内容を出来事の緻密な再現から、象徴的な物語へと変えるのである。

トラウマのあと非常によく見られる夢の一つに津波の夢がある。これはさまざまな種類のトラウマ被害者が報告している夢で、その内容は以下のとおりだ。「誰かはわかりませんが友人といっしょに浜辺を歩いていると、突然、高さ一〇メートルはあろうかという大波に押し流されました。水のなかでもがき苦しみ、もうダメかと思った瞬間、目が覚めました」。さらに、ハートマンはトラウマの経験者が竜巻に巻き込まれる夢を見ることも発見した。ある女性が残忍な暴行を受けた直後に見た四つの夢は、ギャングに襲われる夢、カーテンで首を絞められる夢、対向列車の進路に入る夢、そして竜巻に巻き込まれる夢だった。これらの夢は不安を引き起こすものだったが、同時に癒やしの兆候でもあった。

時間が経つにつれてトラウマは切迫感を失い、感情的な衝撃も薄れ、夢のなかのイメージも変化する。最初は不安や恐怖を表していた夢が、無力感や脆弱性を示すものに変わることがある。たとえば、道ばたで小動物が死んでいる夢や、暴風雨のなかで雨宿りもできず広い野原を歩いている夢に変わるのだ。その後、夢の中心的なイメージは生存者《サバイバーズ》の罪悪感《ギルト》に変わり、最終的には悲嘆へと至る。

ほとんどの人が人生のある時点でトラウマを経験するにもかかわらず、全員が必ずしもPTSDになるわけではないことはむしろ驚きである。トラウマになるような出来事を経験したあと、誰がＰＴＳＤになり、誰がならないのかを決める要因は、いまだ発見されていない。そのため、つらい記憶やそれにともなう悪夢を克服できるかどうかを見極めるのは至難の業だ。だが、最近の神経生物学の進歩により、**ニューロテンシン**という単一の分子が記憶の感情的な刷り込みをつかさどる扁桃体に影響を及ぼすことが明らかになった。

南カリフォルニアにあるソーク生物学研究所のハオ・リーらは、肯定的な記憶と否定的な記憶が脳内でどのように符号化されるのかを調査した。[14] その結果、シグナル伝達分子であるニューロテンシンがスイッチのような役割を果たし、扁桃体に働きかけることで、記憶が肯定的になるか否定的になるかが決まることがわかった。一つの神経伝達物質が自己の経験を記憶に定着させるという発見は、ＰＴＳＤの生物学的な構造を解明するための有力な手がかりとなる。ＰＴＳＤになると、ニューロテンシンが脳に否定的な信号を過剰に送るのかもしれない。その場合、ニューロテンシンの調節が新たな治療法の開発につながる可能性がある。そして、ＰＴＳＤによる悪夢のような記憶の再現が治療できるようになると期待される。

抑えがたい悪夢は精神疾患を抱えた人を深い暗闇へと追いやることがある。悪夢は夢のなかから抜け出し、現実の世界にも病的なエピソードとして影響を及ぼしかねない。たとえば、自殺を図って入院した七八歳のある男性は、過去三年のあいだ悪夢に悩まされていたという。夢の内容はきまって同じで、斧を持った男が大きな犬を何頭も引き連れて追いかけてくるのだった。患者は恐怖のあまり睡眠を避けるようになった。彼は入院するまでの二週間、男と犬の幻聴や幻覚で何度も目を覚まし、最終的には「男の仕事を終わらせてやろう」と考え、斧で自殺を試みた。ほかにも、悪夢が病的なエピソードへと変貌する事例は枚挙にいとまがない。これは夢と覚醒時の生活がいかに混ざりやすいかだけでなく、悪夢が持つ超現実的で身をさいなむような性質を明らかにしている。

夢は私たちを再生させる

夢のなかでは、私たちは予測可能な方法、あるいは現実ではとうてい不可能と思われるような方法で自分自身を再生させることができる。**手や足を切断された人々は、夢のなかで失った手足を取り戻したと感じることがある。**眠っている脳は切断された手足からの信号を受け取っていないにもかかわらず、夢のなかでは何事もなかったかのように存在しない手足を動かすことができるのだ。

さまざまな調査において、手足を切断された人々が現実ではありえないような夢を見たと報告されている。たとえば、腕を失ったある男性は、夢のなかで蚊を両手で叩き潰したという。別の男性は、フェラーリ・テスタロッサを運転しながらシフトチェンジする夢を見たあと、右手にシャンパンのボトルを、左手にグラスを持って友人にお酒を注ぐ夢を見た。また、片足の大部分を失ったある女性は、夢のなかで頭上を低空飛行する飛行機から逃げたと語っている。

このように、夢は私たちを再生させることがあるが、そんなとき夢の世界で起こることはまさに魔法そのものだ。慢性期脊髄損傷で車椅子生活を送る二人の女性が報告した夢の内容は、驚くべきものだった。彼女たちは二人とも夢のなかで車椅子を見たが、ほとんど座ることなく、誰も座っていない車椅子を押すことを楽しんだという。

パーキンソン病とDEBを抱える患者にとって、夢は覚醒時の身体の制約を超えさせてくれる存在だ。夢のなかでは、患者はあらゆる科学的整合性に反して、**パラドキシカル・キネシス（逆説的運動）**と呼ばれる反応を示す。日中、患者の手足はこわばり、動きは鈍く、ほとんど硬直している。これは意志が欠如しているからではなく、脳から身体への信号が送れなくなっているために起こる。しかし、パーキンソン病患者が睡眠中にDEBの影響で夢を実演するとき、彼らの動きは遅くもなければぎこちなくもない。むしろ、すばやく、なめらかに動くのである。日中の震えや脱力感、硬直は消えてなくなっている。静かで震えていた声は大きく明瞭になり、眠りながら叫ぶことさえある。このようなパラドキシカル・キネシスがなぜ起こるのかは、いまだ解明されていない。

夢の神経科学的な仕組みへの理解が深まるにつれて、夢だけが解き放つ身体と心の潜在能力も明らかになりつつある。夢の世界で制約から解き放たれるのは、私たちの想像力や物語、人間関係だけではない。夢を見る脳には、別の力も秘められているのだ。

二五年近く前、本章冒頭で述べた患者と出会って以来、私は人間の脳、つまり人間そのものを科学的な観点から治療し、研究することに人生を捧げてきた。学べば学ぶほど、人の心の神秘に対して畏怖と驚嘆の念を抱くようになった。

なかでも、夢のなかで目覚め、夢の内容をコントロールする力は、科学的な調査と証明ができるようになった今もなお、魔法のように感じられる。数千年にわたる記録があるにもかかわらず、私たちはようやく最近になって、夢を見ているのが脳であること、そして部分的に目覚める可能性があることを理解できるようになったのだ。

第6章　夢の世界をコントロールする

一九七五年、ある実験が神経科学の分野に衝撃を与えた。[1]実験の目的は、覚醒、睡眠、そして夢についての人々の理解を根底から変えることだった。夢を見ている人がそれに気づいていることを、外界とコミュニケーションをとることで実証する——つまり、明晰夢の存在を証明するのだ。

被験者のアラン・ウォースリーは、イギリスの睡眠実験室で詳細な指示を受けて眠りについた。[2]彼は、夢のなかで自分が夢を見ていることに気づいたら、目を左右に動かしてほしいと頼まれた。目の動きが偶然でないことを示すため、起きているときに練習したとおり、目を左、右、左、右となめらかに動かしてもらいたい、と。このような意図的な目の動きは、レム睡眠中の不規則な眼球運動とは混同されないはずだ。

指示が目の動きに限定されたのは、**レム睡眠中は目の動きと呼吸をコントロールする以外の筋肉が麻痺しているから**だった。夢を見ている人は、閉じ込め症候群という非常にめずらしい症例とよく似た状態にある。閉じ込め症候群とは、脳の中枢に致命的な損傷を受けることで目から下の筋肉が麻痺し、まばたきや眼球運動でしか意思疎通ができなくなる状態をいう。大胆な実験ではあったが、研究者のキース・ハーンは大きな主張には大きな証拠が必要であることを理解していた。だが、仮に被験者の目が指示どおりに動いたとしても、適切な懐疑心を持った科学者ならこう問いかけるだろう。「被験者が目を左、右、左、右と動かすあいだ、目を覚ましている可能性はないのだろうか？」

これは当然の疑問であり、ハーンもそう問われることを予期していた。そこで明晰夢を見る人の頭皮に何十もの電極を取りつけ、実験のあいだ、睡眠の電気的特徴を記録したのである。これは睡眠紡錘波と呼ばれるスパイク波形の電気活動で、ごまかしがきかない。また、被験者の筋肉の電気活動を追跡する電極一式も無緊張状態を示していた。つまり、身体がほぼ麻痺した状態にあったのだ。電気活動のもう一つの指標——今回の場合は電気活動の欠如だが、こちらもまたごまかしようがなかった。

明晰夢とは、自分が夢のなかにいることを自覚しながら夢を見る体験である。それは現実よりも神秘的なパラドックスに足を踏み入れること——すなわち、鮮明で非論理的な夢の世界を体験しながら、自分が想像の世界の創り手であり役者でもあると認識することを意味する。場合によっては、明晰夢を見る人は夢のなかの行動をコントロールすることもできる。それは一種のリアルタイムな夢のナビゲーションだ。

明晰夢は、ヒッピーやグルが発見した新しい時代の予期せぬ体験ではない。古代から存在していたものだ。ハーンや現代科学が明晰夢の実態にたどり着くはるか以前から、この現象は広く知られていた。アリストテレスは紀元前四世紀の文献『夢について』のなかで、こんなふうに述べている。「眠っているとき、自分の意識のなかで、今起きていることはただの夢だと告げるものがある」

明晰夢は何世紀ものあいだ人々の話題にのぼってきたが、神経科学界は明晰夢に対して懐疑的だった。私もその一人だった。夢は本来、自意識がない状態で見るものである。明晰夢を見たと思っている人は、単に夢を見ている自覚がある夢を見ただけではないだろうか——あたかも、夢のなかで夢を見るように。あるいは、少し目を覚ましてからふたたび眠りについたことで、夢のなかで意識を持ったと錯覚しているのかもしれない。それとも、完全には目覚めていなかったか、ちょうど目覚めようとしていた段階にあって、明晰夢だと思ったものは実際には半分覚醒した状態だったのかもしれない。

研究者たちが直面したもう一つの問題は、明晰夢が起きていることをどうやって証明するかということだった。結局のところ、ある人が明晰夢を見ていることを客観的に示すには、その人を起こさなくてはならない。しかし、一度起こしてしまえば、あとは本人の主観的な記憶に頼るしかなくなる。ハーンも理解していたように、被験者のなかには他人を喜ばせるのが好きという人がいる。彼らは研究者たちに喜んでもらうために、明晰夢を見たと主張するかもしれない。また、夢を見ている人が目覚めていない場合でも、彼らの身体がレム睡眠によって麻痺していたら、明晰夢を見はじめたことをどうやって知らせればいいのか？

何年ものあいだ、研究者たちはさまざまな方法で明晰夢を見る人とコミュニケーションをとろうとしてきた——たとえば、夢を見ている人に指を立ててもらうとか、ちょっとした動作をしてもらうとか、手に高感度スイッチを貼りつけてそれを押してもらうといった形で。しかし、いずれもうまくいかなかった。レム睡眠中の麻痺は訓練や意志の力ではどうにもならず、ほんの少しの動きも実現できなかった。すでに述べたように、レム睡眠中の身体は目から下が麻痺した状態とほとんど変わらないからだ。そんななか、目の動きが鍵を握るかもしれないと気づいたのは、当時まだ大学院生だった研究者のキース・ハーンだった。

駆け出しの研究者だったハーンは、夢の神経科学の先駆者になるような人物には見えなかった。彼が被験者のウォースリーと出会ったのはまったくの偶然だった。三七歳のウォースリーは、ハーンと彼の妻が新居に荷物を運ぶのを手伝った際、自分は明晰夢を見たことがあると語った。その後、ハーンが明晰夢に関する研究を始めると、ウォースリーは被験者に志願した。

当時、睡眠実験ではすでに眼電図《がんでんず》（ＥＯＧ）という装置を使って眼球の動きを調べ、レム睡眠の始まりを測定することができた。この装置は両目の周りの皮膚に電極を貼りつけることで作動する。眼球が動くと、まぶたが閉じていても電気信号に変化が生じるのだ。結果はコンピューターに記録されるか、またはハーンが実験を行った当時の通例として、ロールされた記録用紙に波形となって書き込まれた。

通常、レム睡眠中の眼球運動はランダムであり、ＥＯＧの記録にも特定のパターンは生じない。ウォースリーが目を左右に動かすよう指示されたのもそのためだった。眼球の意図的な動きがレム睡眠中の偶発的な運動と混同されることはない。通常のレム睡眠時のＥＯＧの記録は不明瞭な走り書きとなって表れるのに対し、意図的な動きははっきりと区別することができる。

明晰夢を見ている人は目の動きで合図を送れるという仮説をハーンが初めて検証した夜、ウォースリーから一度も合図はなかった。朝の八時を少し過ぎたころ、ハーンは実験は失敗だと考えた。彼がチャート用紙を畳んでいると、突然ウォースリーから明晰夢の合図が送られてきた。だが、遅かった。実験装置の電源はすでに切られていたのだ。

一週間後、ハーンはもう一度実験を行った。ウォースリーはふたたび朝八時を少し過ぎたころに明晰夢を見た。そして、今度はハーンも準備ができていた。眼球の動きによって、ＥＯＧのロール紙に大きなジグザグがはっきりと浮かび上がった。ハーンは驚きとともにその光景を見守った。彼は徹夜で記録装置を監視していたため、直前までは半分眠ったような状態でインクの跡を見ていた。だが今、記録用紙に書かれているものを見て、自分が歴史的瞬間に立ち会っていることに気づき、目が覚める思いがした。まるで別の太陽系から信号を受信しているような気分だった、と彼はふり返っている。[3] この瞬間、明晰夢をめぐる科学的探求の旅が本格的にスタートした。

記録用紙を切り裂くほどの激しいストロークは、神経科学界に大地震なみの衝撃を与えた。これは、誰かが夢を見ながらリアルタイムで合図を送った最初の例であり、少なくとも一人の人間が夢のなかで目を覚ましうることを証明したのだ。

アリストテレスが明晰夢について書き記してから二〇〇〇年以上が経ったあと、ハーンは自分の発見を世に送り出した。ほかの研究者たちは、ハーンが考案した〝左、右、左、右〟という合図を使った明晰夢の実験で彼の研究を検証し、発展させた。その後、彼の論文は査読を受け、論争を呼び、最終的に受け入れられた。この信号は明晰夢研究の基礎的な基準として確立され、現在では一種のモールス信号として世界中の睡眠実験で使用されている。睡眠研究における〝左、右、左、右〟という合図は、明晰夢を見ていることを示すものとして広く受け入れられたのである。

明晰夢はいかにして生じるか

それ以来、明晰夢に関する科学的な理解は進展し、より高度なものとなり、現代科学における重要な分野として位置づけられている。ハーンの実験から五〇年が経過し、私たちは明晰夢について多くのことを学んだが、いまだにわからない点も多い。研究者たちはさまざまな画像技術を駆使し、明晰夢を見ている人に新たな課題を与えることで、その謎をさらに掘り下げ、同時に脳の機能について多くのことを学ぼうとしている。まるで、以前は理解できなかった脳の働きについて、明晰夢という窓を通じて学んでいるかのようだ。

ほとんどの人が一生に一度は意図せず明晰夢を見たことがあり、五人に一人は月に一回以上明晰夢を見るといわれている。男性よりも女性、大人よりも子どものほうが見ることが多いが、思春期を過ぎるとしだいに少なくなる。明晰夢を見ると、意識は新しい次元を発見したようになる。夢を見ているのに目覚めているような、あるいは空想のなかで目覚めているような、夢と現実が混ざり合ったあいまいな状態だ。

しかし、そもそも明晰夢はどのようにして起こるのだろうか？　実際、眠っている最中に夢を見ていることに気づくなんてことがどうしてありうるのか？　もし気づいたとしても、なぜそのような認識が夢を見ている人を目覚めさせないのだろうか？　脳のなかで起きていることの何が心を部分的に目覚めさせ、かつ眠らせているのだろうか？

すでに学んだとおり、通常の夢を見ているときはイマジネーション・ネットワークが活性化し、エグゼクティブ・ネットワークは停止している。したがって、脳のなかで論理的、理性的、懐疑的な思考をつかさどる背外側前頭前皮質は活性化していないため、私たちが夢の非現実的な内容に困惑することはない。というより、夢を見ているという認識が欠けているからこそ、夢の世界に没頭できるのである。しかし、明晰夢ではこうした一時的な錯覚が打ち破られる。明晰夢をよく見る人は、夢の出来事があまりに非現実的であることから、自分はきっと夢を見ているに違いないと気づくという。**夢のなかで自分が夢を見ていることに気づくための手がかりや兆候を「ドリーム・サイン」というが**、その例として奇妙な感情や不可解な言動、異様な姿形《すがたかたち》、風変わりな状況などが挙げられる。しかし面白いことに、夢のなかではとくに奇妙なこととは思わない。

では、脳のなかでそのような理解――つまり、自分が夢を見ていることに気づく一時的な明晰さをもたらすものは何だろうか？　夢が一概に奇妙なものだとすると、ドリーム・

サインと見なされるものはほかと何が異なるのだろうか?

こうした疑問の答えはまだ判明していないが、明晰夢と通常の夢の違いを知るための手がかりは研究を通じていくつか見つかっている。たとえば脳画像診断では、**明晰夢を見ているあいだ、エグゼクティブ・ネットワークの一部が活性化している可能性が示されている。**明晰夢が起こる科学的なメカニズムの大部分は、頭皮に取りつけたEEGが記録した電気信号から得られたものだ。EEGの記録を調べたところ、明晰夢を見たときは通常の夢とは異なり、前頭前皮質の一部で脳波の高周波数が増えることがわかった。第1章で学んだように、この領域は脳のなかでも論理的思考をつかさどる部分であり、通常の夢を見ているときには活性化していない。

また、研究者たちは、明晰夢を引き起こす要因について調べるためのさらなる一歩を踏み出した。経頭蓋電気刺激という非侵襲的な方法を使って頭蓋骨の外から脳に微弱な電気パルスを送り、前頭前皮質のさまざまな部位を活性化させることで、**電気によって明晰さが高まること**を発見したのだ。この方法は、明晰夢を見たことがない人にも効果があることがわかっている。経頭蓋電気刺激は本来うつ病や片頭痛の治療のために開発された技術だが、脳と心の働きについても理解を深める助けとなった。将来的には、機械を使って自分の意思で明晰夢を見られるようになるかもしれない。

現時点では、明晰夢という二重世界に定期的にアクセスできる人の数は限られている。

明晰夢は精神世界の驚異といえるものだが、壊れやすく、つねに完璧にアクセスできるわけでもない。ある巧妙な実験が行われ、[4] 明晰夢をよく見る人たちに起きているあいだ、自宅の一室を細部までくまなく観察してもらった。そして夢のなかで、その環境を思い出せるかぎり再現してもらった。しかし、そうした〝復元〟は概して不正確で、明晰夢を見ている本人が欠陥に気づいても変わらなかったという。以下に記すのは、ある被験者が明晰夢を見たあとで語った内容だ。

> ドアを開けると、部屋のなかには何もありませんでした……私はドアを閉め、部屋のなかにあったものを出現させようとしました……目を閉じて思い浮かべ、目を開けるとそれが現れました。最初は果物が置かれた木製の机でした……私は目を閉じたまま、すべてを完璧に思い出そうとしました。ですが、そのうちどうにもうまくいかなくなりました。

結局、この人物は明晰夢のなかで現実の部屋を正確に再現することができず、ほかの人々も結果は同じだった。

夢を見ているという自覚があるにもかかわらず、身体は通常の夢を見ているときと同様に、自分が経験していることが現実であるかのように反応する。たとえば、明晰夢を見ている人が夢のなかで息を止めると、中枢性無呼吸の反応が起こる。運動をすれば心拍数が上がり、性的な夢を見れば呼吸が速まる。明晰性は通常の夢を見ているときに生じるものだが、夢のなかにいるという認識は夢の出来事への身体的反応を弱めるわけではなさそうだ。明晰夢を見ている人が、夢のなかにいるとわかっていながら、身体全体で直感的な反応を示すのもそのためである。

そう考えると、ある疑問が浮かび上がる——夢のなかで夢を見ていると気づいたら、夢の光景は違って見えるのだろうか？　明晰夢の研究者たちはこの問いに対して、特殊な画像技術も最新鋭の装置も用いずに、鮮やかな答えを用意してくれている。彼らが用いたのは、眼球の動きを追跡する単純だが重要な記録装置、眼電図だ。

目を覚ましているときに遠くの空を鳥の群れがゆっくり飛んでいくのを見ると、私たちの目はその動きをスムーズに追いかけることができる。だが、鳥たちが視界を横切って飛んでいる場面を想像しても、目はスムーズには追いかけられない。**サッケード（がたつき）と呼ばれる高速の小刻みな眼球運動**が起こるためだ。しかし、明晰夢を見ている最中に鳥の群れが視界を横切って飛んでいくのを思い浮かべると、目はスムーズに追いかけられる。実際、眼球の動きを調べれば、夢に没頭していても現実の鳥を見ているときと同じように追いかけているのがわかる。だが、夢を見ているという意識によって、その体験が現実ではなく想像上のものだと強く感じると、眼球運動はサッケードを起こす。

これまでさまざまな研究が行われたが、明晰夢を見る理由ははっきりしていない。一説によると、明晰夢とは意識のハイブリッド（混成）状態であり、覚醒している脳の意識がレム睡眠に流れ込むことで、特定の脳波パターンが前頭葉に戻ったものである。別の説では、明晰夢は夢やマインド・ワンダリング、覚醒からなる意識の連続体の一部である。だがいずれの仮説も、少なくとも現時点では、夢の世界に奇妙で（一部の人にとって）すばらしい要素が備わっていることを説明したものに過ぎない。

明晰夢を活用する

歴史を通じて、明晰夢は霊性を高める手段として崇められ、宗教的な観点からは悟りや神と通じる手段と見なされてきた。たとえば、チベット仏教のドリーム・ヨガでは、明晰夢を利用して霊的な洞察を得ようとする精神的修行が行われている。実際、夢のなかでは、目覚めているときよりも深い霊的理解が得られると考えられている。一二〇〇年前のある教えでは、明晰夢は「至福をもたらす方法」とされ、信者たちは「夢が夢であることを知り、その深遠な意味についてたえず瞑想する」よう奨励されていた。

アメリカ先住民やオーストラリアのアボリジニ、キリスト教の修道士たちも明晰夢を制御する能力を高く評価し、霊的な道を歩むための重要な要素として尊重してきた。彼らは明晰夢を見ることで、祖先や霊的存在、あるいは神との接触を探求できると考えたのである。

ある面白い実験が行われ、被験者たちは明晰夢のなかで神と出会うためのフレーズを作成するよう指示された。たとえば、「宇宙の動きをこの目で見たい」とか「神聖な体験をしたい」といった具合だ。彼らは明晰夢を見る前にこれらのフレーズを日中くり返した。その結果、明晰夢を見やすくなり、なかには夢のなかで神と接触したと報告する人もいた。興味深いことに、彼らが夢のなかで体験した神は、目覚めているときの信念と一致していた。神とは一つの存在だと信じている人は、夢のなかで具体的な神の姿を見ることが多く、そうでない人は異なる形で神を体験した。ある人は、明晰夢で見た神の姿について「無数の環が組み合わさった動く絵のようだった」と語った。「まるで時計の構造みたいだった。脈動する光と影が周期的に動いているように思えた」

このような実験が心からの感動体験とならなくとも、深い幸福感を持続させることはある。それは霊性だけとは限らない。調査によると、明晰夢を見た人の大多数が自分の能力から力をもらえると感じており、明晰夢を見たあとは気持ちよく目覚められるという。さらに、明晰夢を見たことで心の健康が改善され、人生によい変化がもたらされたとの報告もある。明晰夢のおかげで、そのような変化のきっかけを得ることができたのだ。

明晰夢が人々にこうした印象を与えるなら、治療の手段としても利用できるかもしれない。夢の展開を部分的にでも操作し、夢の感情の状態を変えることはできないだろうか？自己暗示によってではなく、夢の展開を変えることで悪夢を書き換えられないだろうか？

イメージリハーサル療法を用いれば、くり返し見る悪夢を書き換えて、夢のプロットや自分の役割を変えることができる。同じように、もし悪夢の最中に夢であると認識できたら、夢の展開を変えて呪縛から逃れることもできるかもしれない。アラン・ウォースリーはわずか五歳のときにこの方法を学んだという。彼は悪夢を見ている最中に夢だと気づくと、「お母さん！」と叫んで自分自身を目覚めさせた。セラピストは頻繁な悪夢に苦しむ人々に明晰夢を見る方法を教え、それが十分に役立つことを発見した。この効果は悪夢の治療だけでなく、それにともなう不安感や抑うつへの対処にも期待できる。

実際、ドイツの研究者ウルスラ・フォスは、ＰＴＳＤ患者に明晰夢を見る方法を教えることで、さまざまな症状を緩和できることを発見した。[6]先述したように、ＰＴＳＤの特徴の一つはトラウマとなった出来事が再現される悪夢をくり返し見ることである。そして、その副次的効果として、ＰＴＳＤ患者は眠りに落ちるのを恐れるようになってしまう。明晰夢を通じてＰＴＳＤ患者が睡眠時の思考をコントロールできれば、くり返される悪夢をその場で変えたり、終わらせたりすることができるだろう。夢のなかで被害を受けるかわりに、警察に通報したり、襲撃者の武装を解除したりもできるだろう。フォスによると、ある女性は自分にトラウマを植えつけた人物を夢のなかで宙に浮かばせ、それが現実でないことを証明したという。**明晰夢を見る力は、ＰＴＳＤに苦しむ人々に睡眠を恐れることはないという安心感をもたらすとともに、いつかトラウマを克服できるという希望をも与えてくれる。**

明晰夢は治療にも応用できる。たとえば、**不安障害を抱える患者は明晰夢を見ることで、運転や高所、蜘蛛などへの恐怖を乗り越えられる**という調査結果がある。[7] ただの夢とわかっている安全な環境で運転したり、高い建物の縁に立ったり、おとなしい蜘蛛を手に這わせたりといった〝練習〟ができるのだ。

夢のなかで活性化する脳の部位は、実際に行動する際に活性化する部位と同じなので、明晰夢が脳卒中や深刻な怪我に苦しむ人の役に立つことは十分考えられる。実際、**明晰夢は痛みのない新しいリハビリの手段として利用できるかもしれない。**夢のなかで拳を開いたり握ったりすると、起きているときと同じように脳の感覚野が活性化する。たとえばスポーツ選手が障害から回復する前に、明晰夢のなかで練習できるようになるかもしれない。身体的な麻痺や障害を持つ人も、夢のなかで自由に動く力から恩恵を受けられるだろう——たとえ、それが夢のなかだけであっても。運動能力が低下した人や著しく制限された人にとって、夢のなかで走ったり跳んだりできることは解放的に違いない。また、部分的な昏睡状態にある人や閉じ込め症候群の人にとっても、明晰夢はみずからを解放する手段となる。

明晰夢の可能性は治療への応用にとどまらず、パフォーマンスの向上にもつながる。多くのスポーツ選手が覚醒時にメンタル・ヴィジュアリゼーション（心の視覚化）という方法を用いて想像力を駆使し、さまざまな状況を想定している。明晰夢は、脳内シミュレーションを行う新たな場所になるかもしれない。さらに、スポーツ選手は明晰夢を用いることで、非常に難易度の高い体操の演技など、競技において危険な練習を行うこともできる。

調査によると、**明晰夢を利用して特定の技術を練習しているスポーツ選手の多くが、明晰夢が現実での大幅なスキルアップに役立つと感じている。**また、自信が高まったという報告もある。[8] ある格闘家は、明晰夢のおかげで複雑なキックのコンビネーション技を習得することができたという。また、夢のなかなら怪我をする心配もないため、安全に練習に取り組めるという利点もある。さらには、現実ではおよそ不可能な練習方法、たとえば急な斜面を下るマウンテンバイクやアルペンスキーのジャンプなども実践できる。

ドイツのハイデルベルク大学のメラニー・シェートリヒは、明晰夢での練習が実際に身体能力を向上させるのかどうかを検証することにした。[9] 彼女は被験者に、夢のなかで徐々に遠ざかっていく的やカップにダーツを投げたりコインを放《ほう》ったりしてもらった。その結果、明晰夢での練習が実際に役に立つことがわかった。夢のなかで集中して取り組んだところ、現実でも技能の向上が見られたのだ。この研究は比較的小規模なものだが、明晰夢がスポーツトレーニングの新境地となる可能性を示している。**アスリートは、怪我を恐れずに難しい技術に挑戦できるだけでなく、怪我から回復しているあいだも競技に復帰する前に〝練習〟ができる**のだ。

シェートリヒは、スイスのベルン大学で明晰夢を研究するダニエル・エルラッヒャーとともに別の調査を行い、今度は定期的に明晰夢を見るミュージシャンを探し出した。[10] しかし、彼らは夢を練習に利用していないことがわかった。明晰夢を通じて演奏技術を高めるよりも、むしろ楽しみやインスピレーションを得ることに関心があったのだ。五人のミュージシャンを対象としたインタビューで明らかになったのは、明晰夢が前向きな感情をもたらし、自信を高める助けとなることだった。うち二人は、明晰夢のなかで即興でソロを演奏することをとくに楽しんでいた。

明晰夢はコントロールできる余地があるため、この特別な意識状態は創造性を育むうえで通常の夢よりも多くの可能性を生み出してくれる。明晰夢の創造性を最大限に引き出すには、通常の夢を見るときと同様に、寝る前に自分に質問してみるといいだろう。ただし、明晰夢がほかの夢と違うのは、夢の内容をコントロールできるかもしれないということだ。また、明晰夢は通常の夢と比べて記憶に残りやすいという利点もある。あるコンピューター・プログラマーは、明晰夢を見てプログラミングのヒントを得たと報告している。彼は夢のなかで自分が取り組んでいる問題についてアルベルト・アインシュタインと議論を交わし、解決策が見つかるまで黒板にフローチャートを描いたという。[11]

リヴァプール・ジョン・ムーア大学の研究者たちはこの事例をもとにして、明晰夢を日常的に見る人とそうでない人、それぞれ九人を比較し、睡眠中にどれだけ課題を解決できるかを調査した。[12] 被験者たちは一〇日のあいだ毎晩九時に課題が書かれた電子メールを受け取った。彼らは、論理パズルを解くか、または比喩表現を創作するよう指示された。それは、連続する文字列のなかで欠けている文字を見つけるとか、「川に浮かぶ紙幣」や「砂漠の灯台」といった比喩を考えるというものだった。

明晰夢を見るグループは、夢のなかで「多くの質問に答えて助けてくれる人」、たとえば年長の賢者や頼りになる案内人のような人物を見つけるよう求められた。もし見つからない場合は、まっすぐ進んで左折し、ドアを見つけて通り抜け、その後右折するようにと指示された。こうした具体的な指示は、被験者に案内人が見つかるという期待を持たせるためのものだった。そして案内人が見つかったら、その人に課題を解いてもらい、どんな答えが返ってきても感謝し、目を覚まして答えをメモするように言われた。

結果から察するに、夢の案内人はパズルを解くのがあまり得意ではないようだ。実験で得られた一一の回答のうち、正解は一つだけだった。明晰夢ではエグゼクティブ・ネットワークは部分的にしか活性化しないため、案内人の有無にかかわらず、夢のなかでパズルを解くことは単純に難しすぎるようだ。

想像上の案内人が実力を発揮するのは、言葉に関する課題ではなく、視覚的な課題においてかもしれない。たとえば、ハーンの被験者であったウォースリーは、明晰夢のなかで視覚的な環境を操作する実験に挑戦したことがあった。彼は夢のなかでテレビを見つけ、電源を入れ、チャンネルを変え、音量や色調、映像などを操作した。ウォースリーはほかにも、夢のなかでピアノを弾いたり、壁を通り抜けたり、指で火を点けたり、車のフロントガラスに腕を通したりした。さらに、片方の前腕をもう片方に通し、鼻や舌など身体の一部をそっと引っぱって伸ばすことも試みた。

イギリス人アーティスト、デイヴ・グリーンは明晰夢のなかで人々の肖像画を描き、目を覚ますとすぐにそれを再現するようにしている。グリーンは明晰夢の名手だが、夢のなかでアートを創作することは非常に難しいという。夢のなかではすべてが流動的で、いつ別のものに変化するかわからないからだ。彼はそのような状態を「意識と無意識の相互作用がリアルタイムでくり広げられている」[13]と表現した。

また、ウォースリーも明晰状態は不安定だと述べており、それは明晰夢を見る能力がある人でも変わらないという。彼によれば、明晰さのレベルは刻々と変化する。そのため、彼にとってほんの数分間の夢が明晰なときもあればそうでないときもある。

明晰夢の新たな領域

眼球の動きによる合図をのぞけば、夢のなかで起きていることを示す客観的なサインはいまだに発見されていない。また、明晰夢がいつ終わるかもわからない。明晰状態の儚《はかな》さは、そのハイブリッドでデリケートな意識状態という性質に由来するようだ。

こうした限界をふまえ、研究者たちは明晰夢を驚くほど高いレベルまで引き上げるための画期的な方法を考案した。彼らは明晰夢を見たことがない学生たちを主な被験者として、眠っているあいだ点滅する光に合わせて眼球を左、右、左、右と動かすよう訓練した。なかにはなんと眼球の動きを特定のタスクの開始や終了の「タイムスタンプ」として使えるようになった被験者もいた。

さらに驚くべきことに、研究者と被験者が夢を通じて双方向のコミュニケーションを交わすことにも成功した。研究者が呼びかけを行い、被験者がそれに反応したのである。これはほんの数年前までは不可能だと考えられていたことだ。**被験者は明らかにレム睡眠の状態にありながらも、現実の世界からの言葉や合図を理解することができた。**

レム睡眠で身体が麻痺しているにもかかわらず、研究者がイエスかノーで答えるよう口頭で求めた質問に応じた被験者もいる。ある被験者は、明晰夢を見ている際「スペイン語を話せますか?」という質問に目の動きで答えた。彼がのちに語ったところによれば、自分が夢のなかでホームパーティーに参加していると、その質問がまるで映画のナレーションのように家の外から聞こえてきたという。

なぜこのようなことが起こるのかはまだわかっていないが、学術文献には神経生物学的な背景の可能性を指摘する報告がある。ある事例では、二六歳の女性と三七歳の男性が視床出血を起こしたあと、明晰夢を頻繁に見るようになった。明晰夢はそれぞれ一カ月ほど続いたが、脳の回復にともなって徐々に見られなくなった。このケースでは、明晰夢が脳の覚醒メカニズムの誤作動から生じた可能性が考えられる。

私たちは眠っているあいだ、周囲の世界と完全に切り離されているわけではない。身体は「視床ゲート」という仕組みを通じて、警戒すべき音や異常な音を感知する。そういった**音やほかの感覚情報が危険と判断されると、視床はその情報を前頭葉に伝え、眠っている本人を目覚めさせる働きをする。**

健康な人が明晰夢を見ているときにも、おそらく同じことが起きている。通常、夢のなかでは除外されるはずの光や音、声などが、夢の世界に組み込まれる形で見えたり聞こえたりするのである。研究者からの問いかけを、家の壁越しという奇妙な方法で聞くことができたのもそのためだ。

ノースウエスタン大学の認知神経科学プログラムで博士候補補生のカレン・コンコリーが行った実験は、明晰夢を見ている人に夢のなかで簡単な計算問題を解かせることに成功するという驚きの結果をもたらした。[14] 被験者たちは事前に夢のなかで計算問題を解くよう指示され、答えるときの合図の仕方も教わっていた。目を左右に一回動かすと「1」、二回動かすと「2」で、あとは同じ要領である。

ある被験者は明晰夢を見ているとき「2＋1」は何かと問われた。夢のなかで家を見ていたという彼女は、その質問を玄関の上のナンバープレートに組み入れ、目を左右に三回動かして「3」を示した。

夢のなかでは現実とロジックが異なるため、明晰夢を見ている人でさえ、自分に問いかける声がどこから聞こえるのか疑問に思わない。天井から聞こえることもあれば、カーラジオから聞こえることもある。夢のなかでちょうど数学の授業を受けていたという被験者もいる。

しかし、研究者と被験者とのあいだで双方向のコミュニケーションを完全に成立させることは難しいようだ。コンコリーらが被験者に提示した三一問の計算問題のうち、正解したのは六問だけだった。ほかに不正解が一つ、不明瞭な返答が五つあった。そしてほとんどの場合、明晰夢を見ている人は何も答えなかった。しかし、それでもこのレベルのコミュニケーションが成立することは、以前までは考えられなかった。

ところで、明晰夢を見ている人はどうやって計算することができたのだろうか。通常、夢を見ているときは計算はできない。被験者たちが夢のなかで計算を解いたことは、明晰夢を見ているあいだ、脳のエグゼクティブ・ネットワークがある程度活性化したことを示している。さらに、夢のなかで自己認識と批判的思考が働いた可能性も考えられる。これは驚きの発見だ。ひょっとすると、明晰夢は認知の特異な形態であり、夢を見ているときの心と目覚めているときの心が融合したものなのかもしれない。

明晰夢を見ている人が計算問題を解くことができるとして、ほかにどんなことが可能か考えてみよう。たとえば、いつか明晰夢を見ながら現実世界の人物と会話できるようになるだろうか？　にわかには信じがたいかもしれないが、実現の兆しは見えている。

ある研究チームは、明晰夢のなかで人が「愛してる」と言えるかどうかを客観的に測定する方法を考案した。[15]それまでの研究では不可能とされていたことだ。明晰夢のなかで言葉を発することができたとしても、それをどうやって測定したらいいのか？　〝左、右、左、右〟といった合図を送る以外に何ができるだろうか？

研究者たちは、明晰夢のなかで発言できるかどうかを解明するために、まずは覚醒時に「愛してる」と言ったときの眼球周辺の微細な顔の動きを記録した。この部位は夢を見ている際も麻痺しない数少ない筋肉の一つである。被験者が目覚めているときに行ったこの測定は、一種の生理学的な指標となった。その後、研究者たちは被験者が眠っているあいだに眼球周辺の筋肉の動きを記録した。すると、四人の被験者全員が明晰夢のなかで「愛してる」と発言したことがわかった。

この研究により、明晰夢はただ研究者からの問いかけに応じるだけのものではないことが示された。明晰夢を見ている人は、自発的にコミュニケーションを始めるだけの能力を持っている。彼らは、夢のなかから現実世界への言葉を使ったコミュニケーションに初めて成功し、神経科学の新たな地平を切り開いたのである。

科学界は、明晰夢に関して短期間で大きな進展を遂げた。以前は神秘主義者や変わり者の領域と見られていた明晰夢は、今では真剣な研究に値する新しい意識の形態と見なされるようになった。疑念が期待感に変わった今、夢の世界と交流するための新しい方法が巧妙な実験によって明らかにされ、その過程で夢と夢見の新しい側面が発見されつつある。さらに、明晰夢が見られる場所は睡眠実験室のなかだけではない。明晰夢は私たちみなの手の届くところにあるのだ。

第7章 明晰夢を誘発するには

レオン・デルヴェ・ド・サン＝ドニ侯爵は一三歳から明晰夢の記録を取りはじめ、あわせて一九四六件もの詳細な夢日記を二二冊にまとめた。最初のうちこそ夢の記憶は断片的だったが、夢を書き記すうちに内容を覚えていられるようになり、一七九日めにはほとんどの夢を思い出せるようになっていた。それからまもなくして、サン＝ドニは初めて明晰夢を見た。

ときは一九世紀なかば、明晰夢を見ることは不可能だと思われていた。そもそも「明晰夢」という言葉が使われるようになったのも、半世紀経ってからのことである。だが、それから六カ月後、サン＝ドニは五回に二回は明晰夢を見るようになった。一年後には、四回に三回は見るようになっていた。

頻繁に明晰夢を見るようになったサン＝ドニは、さらに明晰夢をコントロールする方法を身につけ、その経験をもとに自身の仮説——夢は超自然的な力や外部の影響の産物ではなく、夢を見ている人の記憶から生じるものだということを証明しようとした。彼は明晰夢を一時停止して周囲の環境を観察し、のちに日常生活と比較した。サン＝ドニは、目覚めているときには経験のないことを明晰夢のなかで行えるかどうかたしかめようと考えた。夢のなかで窓から飛び降りたり、覆面姿の襲撃者を想像上の剣で撃退したり、カミソリで自分ののどを切り裂いたりしたのである。

一八六七年、サン＝ドニは睡眠と夢に関する詳細な研究から得た知見を匿名で発表しようと、明晰夢を見るための手引書『夢の操縦法』を著した。

それから約五〇年後、イギリスのマリー・アーノルド＝フォスターという女性がサン＝ドニの手法を継承した。彼女は著書『夢の研究（*Studies in Dreams*）』のなかで、自己暗示を利用して明晰夢を誘発するテクニックを紹介している。眠りにつく前、彼女はこれから見る夢を夢と認識するよう自分に言い聞かせた。その後、明晰夢を頻繁に見るようになった彼女は、とくに空を飛ぶことを楽しんだ。夢のなかでは、足で地面を軽く蹴ったり、飛び跳ねたりするだけで空を飛ぶことができたという。

成人のうち、一カ月に一度でも明晰夢を見るという人は五人に一人しかいない。また、明晰夢をよく見る人でも週に何度も見る人は非常に少なく、おそらく一割にも満たないだろう。しかし、明晰夢は誘発できるものであり、追究し、訓練し、発展させることが可能な認知能力である。

ライフスタイルや趣味が明晰夢を見る頻度に影響することもある。たとえば、コンピューターゲームが好きな人は、そうでない人よりも明晰夢を見る可能性が高い。おそらく、ゲームでも明晰夢でも、参加者が疑似体験《シミュレーション》をコントロールするからだろう。あるいは、ゲームを通じて空間認識能力が高まったことで、明晰夢を見やすくなったのかもしれない。実際、スポーツ選手も空間認識能力が発達しているため、明晰夢を見る傾向が強いとされる。ドイツで行われたある研究によると、プロのスポーツ選手が明晰夢を見る確率は、一般の人の二倍であることがわかっている。[1] そうした選手の多くは特別な努力をしなくても、自然と明晰夢を見られるようになったという。

私のクリニックでは、認知機能が低下したり脳に損傷を受けたりした患者や脳手術の回復期にある患者に対して特定の投薬治療を行っているが、その結果、明晰夢を含む夢の増加が報告されている。とりわけ強い効果を示しているのが、神経伝達物質であるアセチルコリンを調節する薬だ。しかし、神経化学についてはまたあとで述べるので、ここでは薬物を使わずに明晰夢を引き起こす方法を見てみよう。

明晰夢を見ているかどうかを判断する方法

明晰夢を頻繁に見る人々について研究している専門家たちは、サン＝ドニと同じように、被験者が明晰夢を見られるような方法を開発することに多大な時間を費やしてきた。彼らには、職業的な関心がある。もし研究の参加者が明晰夢を見られなかったら、時間と資源の無駄づかいになってしまうだろう。そのような動機から、彼らは明晰夢を誘発する方法をいくつも編み出した。必要なものはあなたの脳と、一個の目覚まし時計である。

そうした方法は、意識のハイブリッドというめずらしい状態を生み出すうえで重要な二つの要素に焦点を当てている。第一に、**夢を見ている人がレム睡眠中であること**。明晰夢を見るのは通常その段階だからである。明晰夢を誘発するテクニックの多くは、レム睡眠がなるべく覚醒に近いタイミングで起こる可能性を高めようとしている。そして、明晰夢を見るための訓練に不可欠な第二の要素は、**自分が現在体験しているのは夢だという認識を得ることである。**

それではここから、研究者が明晰夢を誘発するために用いる方法を見ていこう。もっともシンプルなものは、**リアリティ・チェック**だ。これは明晰夢における基本的な要素、すなわち夢を見ているときと覚醒しているときの違いを認識する能力にもとづいている。夢を見ているという自覚こそが、明晰夢を体験する鍵だ。明晰夢をよく見る人によると、夢のなかで「これは夢だ」と気づく瞬間は、ずっと前に亡くなった親戚と出会うとか、もう存在しない家にいることに気づくなど、現実にはありえないような場面にいると認識したときである。

リアリティ・チェックは一日を通して「私は今、目を覚ましているのか、それとも夢のなかにいるのか」と自問することで、睡眠と覚醒についての自覚を高めようとする。

しかし、夢を見ているかどうか自問して、ひょっとするとそうかもしれないと思っても、それをたしかめるにはどうすればいいのか？　実際には夢のなかで夢を見ているだけかもしれないし、あるいはすでに目は覚めているが、覚醒と睡眠のあいだのあいまいな心的空間にいるのかもしれない。クリストファー・ノーラン監督の映画『インセプション』では、現実と夢を区別するために「トーテム」というアイテムが使用された。現実には映画のようなトーテムは存在しないが、明晰夢を見る人たちは自分が夢のなかにいるかどうかをたしかめるため、自分自身のトーテムを探し求めてきた。その結果、夢のなかで再現された現実には、いくつかの不備が共通して見られることがわかった。

もし明晰夢を見ているかもしれないと感じたら、手に注目してほしい。夢のなかの手は

どういうわけか奇妙な形をしている。ためしに指の本数を数えてみよう。多すぎたり少なすぎたり、数が変わったりしていないだろうか。明晰夢を見る人たちによると、指を数えたあとに数えなおすと違う数になっていたり、骨がないかのように曲がって見えたり、指から別の指が生えてきたりする。このような奇妙な現象は、国や文化を問わず報告されている。

これは手が精神的な処理能力を消費しすぎているからだろうか？　知ってのとおり、手は非常に複雑な生体構造をしている。それぞれの指は独立して動き、物をつかむ方法はきわめて特殊である。また、両手は互いに対をなしている。こうした左右対称の形は自然界ではめずらしくないが、二つの手を視覚的に正確に再現することは容易ではない（美術のデッサンの授業を思い出してほしい）。

夢は目の前に模倣の対象がなくても記憶から現実を再現しようとする。一種のシミュレーションだ。夢は一見すると現実としか思えないため、私たちは夢が脳の視聴覚中枢で生み出された驚異的かつ自己生成的な現象であることを忘れてしまう。手はもっとも顕著な例だが、夢のなかで再現するのが難しいものはそれだけではない。

夢が現実を再現する際に苦手とするものはいくつかあり、それが明晰夢を見ているかどうかの指標となる。明晰夢の達人によれば、**固い物体を押して手が通り抜けないかどうか**

たしかめたり、鏡に映った自分の姿が正常に見えるかどうか確認するのもいいそうだ。もう一つの手がかりは時計である。**時計も夢のなかでは異変が生じる**らしい。デジタル時計に数字が表示されなかったり、表示されても読みづらかったり、奇妙な形に変わっていたりしないだろうか。アナログ時計の場合、針が妙な方向に動くこともあるという。

ＷＩＬＤ法——覚醒状態から始める明晰夢

明晰夢を誘発するための第二の方法は、「覚醒状態から始める明晰夢（ＷＩＬＤ＝Wake-Initiated Lucid Dreaming）」と呼ばれる。ＷＩＬＤ法は覚醒している状態から明晰夢の世界へ飛び込むというもので、その習得はもっとも難しいとされている。研究者たちは昼寝をするときや夜眠るとき、あるいは目覚めたあとふたたび眠りにつくときにこの方法を使うことを勧めている。

ＷＩＬＤ法は横になってリラックスし、ゆっくりと深呼吸しながら静かに眠りに向かう。夢と創造性の章で学んだように、これは眠りに入る直前のマインド・ワンダリングの状態を表している。この状態に入ったら、身体が眠りに落ちるのと同時に意識を保つようにしよう。眠りに入りながら意識を保つには、「明晰夢を見る」とか「夢を見ていることに気づく」といった言葉をくり返し唱えるのが効果的だ。

ほかにも成功が報告されているＷＩＬＤ法の一つに、眠りにつくまで数を数えるというものがある。「一、私は夢を見る。二、私は夢を見る……」という具合である。この手法の支持者によると、ゆっくりと深呼吸しながら、幻の光景や眠りに落ちるときの感覚に集中し、身体の各部分へ意識を体系的に移動させることで、明晰夢が見られるという。

チベット仏教の慣習であるヨガ・ニドラ（瞑想的な眠り）では、何世紀も前からＷＩＬＤ法が用いられてきた。修行者はしかばねのポーズ《シャバーサナ》で横になり、身体の各部を順番にリラックスさせながら、全身に意識を広げていく。眠りに落ちつつ呼吸を視覚化し、意識的に瞑想を保ちながら明晰状態になることを目指す。夢のなかで覚醒したら、神聖な力を体験することを目標に瞑想を続ける。

ＷＩＬＤ法は通常の自然発生的な明晰夢とはまったく異なるアプローチだ。自然発生的な明晰夢は、夢のなかでこれは夢だと気づくことから始まる。夢が先にあり、そのあとに明晰さが生まれるのだ。かたや、ＷＩＬＤ法は明晰さを保ちながら夢のなかへ入ろうとする点に特徴がある。

ある実験で、ＷＩＬＤ法は昼寝の際に用いるのがとくに効果的であることがわかった。普段よりも二時間早く起きて、通常の起床時刻かそれよりも二時間遅い時刻から二時間眠ると、どちらの場合も明晰夢を見るのに効果があったと報告されている。

ＷＩＬＤ法やほかの明晰夢テクニックは、一般的な睡眠サイクルの九〇分間隔に合わせて設計されており、これによってレム睡眠が始まる直前の眠りを意図的に阻害している。レム睡眠の長さは初めは一〇分程度と短いが、夜が深まるにつれて長くなり、最後のレム睡眠は一時間にも及ぶことがある。このタイミングが格好のターゲットとなる。

第1章でも述べたように、レム睡眠を奪われた人は眠りにつくとすぐにレム睡眠に移行する。そのため、**最後にして最長のレム睡眠の直前に目覚めさせることでＷＩＬＤ法が効果を発揮するという考え方は理にかなっている。**睡眠全体でもっとも長いレム睡眠を故意に取り除くことによって、脳は昼寝のあいだ、レム睡眠に飛びつこうとする。これを**レム睡眠リバウンド**と呼ぶ。明晰夢は通常レム睡眠中に見られるので、この手法はＷＩＬＤ法の成功率を飛躍的に高めてくれる。

ＭＩＬＤ法――暗示の力で明晰夢を見る

研究者が開発した第三の明晰夢テクニックは、「明晰夢誘導の記憶（ＭＩＬＤ＝Mnemonic Induction of Lucid Dreams）」法と呼ばれている。このテクニックは、睡眠の中断と明晰夢に入ろうとする意志を組み合わせたものである。具体的には、五時間眠ったあとに目を覚まし、ふたたび眠る前に「次に夢を見るときは、夢を見ていることを自覚する」など、自分の意志を明確にするフレーズをくり返す。また、明晰夢を見ている自分の姿をイメージすることも効果的だ。

ＭＩＬＤ法を用いて明晰夢を引き起こす際の決め手となるのが、このテクニックを実践したあとどれだけ早く眠りにつくかだ。ある研究では、五分以内にふたたび眠った被験者の半数近くが明晰夢を体験したといわれる。なぜ早い入眠が重要なのかは定かではないが、すぐにレム睡眠に戻ることと関係があるのかもしれない。

自分の意志だけで夢に影響を与えるなんて無理だと思われるなら、夢を見ているのがあなた自身であることを思い出してほしい。どうして自分の夢に影響を与えられないことがあるだろうか？　原理的には、寝る前に意志を口に出したり書き留めたりすることで、夢のなかで特定の問題や人物に集中するよう準備するのと同じである。

先に紹介したイギリスのアーティスト、デイヴ・グリーンは、明晰夢で絵を描くため、寝る前に入念な準備を行うという。二〇分から三〇分ほど瞑想したり、部屋を歩き回って明晰夢でやろうと思っている行動をリハーサルしたりする。グリーンは自身のテクニックについて説明する動画で、ベッドのそばに紙とペンを置き、明晰夢で達成したい目標を書き留めることが重要だと語っている。そのような儀式を行うことで、夢のなかで自分が達成しようと思っている事柄に集中できるのだ。

また、MILD法と同種の手法として、「二度寝（WBTB＝Wake Back to Bed）」法というものがある。眠りについてから五時間後に目を覚まし、三〇分から一二〇分起きたあと、もう一度眠るのだ。いずれも睡眠を一度中断することで、レム睡眠のサイクルにふたたび入る可能性を高めている。

明晰夢の感覚誘導

「明晰夢の感覚誘導（SSILD＝Senses Initiated Lucid Dream）」法は、おそらくクラウドソーシングで生まれた最初の明晰夢テクニックだ。SSILD法は、中国の明晰夢に関するオンラインフォーラムで、ブロガーの「コズミック・アイロン」（科学文献では、ゲイリー・チャンの名で知られる）が提唱した。[2] 彼が最初につけた名前は「太玄功」で、直訳すると「きわめて神秘的なテクニック」という意味になる。のちに、ほかの明晰夢誘発法の命名規則にあわせてSSILD法と名を変えたが、二つ目のSは感覚が複数であること（Senses）を表している。チャンが目指したのは、彼の言葉を借りるなら「誰にでもできる」ような、視覚化も創造性もいっさい必要としないテクニックである。

具体的な手順は次のとおりだ。まず、アラームをセットして、四、五時間後に目を覚ますようにする。アラームが鳴ったら、五分から一〇分程度ベッドから出る。この間、トイレに行ったり部屋のなかを歩いたりしてもいいが、あまり刺激的なことはしないこと。その後、ベッドに戻って楽な姿勢で横になり、さまざまな感覚を意識する。まずは、視覚だ。まぶたの裏に広がる暗闇に意識を集中してみよう。次に、聴覚。聞くべきものはあまりないかもしれないが、耳を澄ます。SSILD法を成功させている人たちによると、肝心なのは積極的に何かを聴こうという姿勢ではなく、受動的に、瞑想するように耳を傾けることだ。ベッドに横たわっている今、あなたは何を感じているだろうか？　マットレスの上の身体、シーツや毛布。自分が感じていることを、受動的に観察してみよう。SSILD法のポイントは、いわば頑張りすぎないことにある。

このサイクルをウォーミングアップとしてすばやく三、四回行ったら、今度はゆっくりと同じことを三、四回くり返してみよう。各ステップに少なくとも三〇秒はかけて、じっくりと。途中で心がさまよいはじめても、抑えようとしてはいけない。気が散ってしまったら、最初のステップに戻ろう。すべて終わったら一番楽な寝姿勢に戻り、できるだけ早く眠りにつく。

ＳＳＩＬＤ法がほかの確立された手法と比べてどれだけ効果的なのかを検証したところ、驚くべきことが明らかになった。ほかと同等の効果が認められたのである。ある研究では、ＳＳＩＬＤ法を試した最初の一週間で、夢を見た人の六人に一人が明晰夢を体験することができた。非常に良好な成果である。面白いことに、このテクニックでは偽覚醒と呼ばれる現象が多く見られた。偽覚醒とは、眠りから覚めたと思ったらまだ夢のなかにいることである。

しかし、具体的にＳＳＩＬＤ法が効果を発揮する仕組みはまだよくわかっていない。視覚、聴覚、身体感覚に意識を集中するだけで、なぜ明晰夢が見られるのか？　明晰夢に関する疑問は深まる一方だ。もしかすると、感覚を順に意識することで、眠っているあいだの脳のエグゼクティブ・ネットワークが活性化したのかもしれない。通常の夢では休眠状態にあるエグゼクティブ・ネットワークも、明晰夢では活性化する。エグゼクティブ・ネットワークが活性化することで、明晰夢を見るために必要な自己認識が促進されたのかもしれない。

あるいは、視覚、聴覚、身体感覚に意識を向けることが一種のリアリティ・チェックとして機能し、夢の世界に入ったことを認識させた可能性も考えられる。

明晰夢の誘発テクニックを組み合わせる

学術誌『意識と認識』に掲載された論文によると、クリストファー・アペル率いるドイツの研究チームが、睡眠実験で初心者に二晩連続で明晰夢を見せることに成功した。[3] 検証は自己申告ではなく、被験者が目を左右に動かす合図をもとに行われた。明晰夢を見ている本人が証明したものとしては、驚異的な成功率である。

やり方は以下のとおりだ。被験者たちは五時間半から六時間眠ったあと、レム睡眠段階に一五分間入ったところで研究者に起こされる。これは、被験者が直前に見ていた夢を覚えている可能性と、眠りに戻ったときにレム睡眠が再開する可能性を高めるための措置だ。

被験者たちは一時間目を覚まし、そのあいだベッドで横になりながら、見ていた夢の内容を日記に書き留めた。そして、ベッドから起き上がってソファに座り、夢日記に記した内容からドリーム・サインを書き出した。ドリーム・サインとは先述したように、夢のなかでしかありえないような、つじつまの合わない状況や要素である。

そのあと、被験者たちはドリーム・サインを分類した。それは現実には起こり得ないことだろうか？　形や文脈はどんなものか？　この作業には三〇分から四五分かかった。肝心なのは、夢に気づくきっかけとなるような要素を見極めることだ。もちろん真の目標は、夢と現実を区別する意識が次の眠りに引き継がれるようにすることである。

被験者たちはふたたび眠る前に前回の夢をふり返った。その際、ドリーム・サインに出くわすたびに自分が夢を見ていると自覚する状態をイメージした。そして最後に、「次に夢を見るときは、自分が夢を見ていることを思い出す」というフレーズをくり返し唱え、精神的なリハーサルを行った。被験者たちはベッドに戻り、目を覚ましてからちょうど六〇分後に灯《あか》りが消された。彼らは眠りに落ちるまでこのフレーズをくり返した。

研究初日の夜、二〇人の被験者のうち五人が明晰夢を経験し、目を左右に動かして合図を送った。次の夜、残りの一五人のうち五人が明晰夢を見た。あらためていうが、彼らは全員明晰夢の初心者である。このテクニックはやや込み入ってはいるものの、大部分は自宅でも実践することができる。

しかし、明晰夢を誘発する手法はこれほど手の込んだものでなければならないのだろうか？　サン＝ドニは明晰夢を見る際、このような複雑で段階的な手法をとらなかった。しかし、彼の用いた手法を見てみると、彼自身も睡眠実験の被験者たちと同じような手順を踏んでいたことがわかる。たとえば、サン＝ドニは夢を書き留めていた。また、夢の現実的な点とそうでない点についてじっくり考えていた。そうすることで、彼の脳は夢を見ていることを認識させるドリーム・サインに心を同調させていたのだ。

しかし、そうやって同調した心がドリーム・サインを認識したとき、それが夢を見ている脳にどうやって伝わるのかはいまだにわかっていない。サン＝ドニが二世紀近く前に書き残した言葉は今なお事の本質をとらえている。「心と身体を結びつける神秘的な結びつきについて、私たちはほとんど何も知らない」

明晰夢を見る人のおよそ三分の一がそれをコントロールできるといわれている。熟練者になると、明晰夢の行動を毎回のようにコントロールできるという。なかでも人気なのは、空を飛ぶこと、夢のなかの人物と会話をすること、セックスをすることだ。ほかにも、特定の人物と会ったり、スポーツをしたり、場所や風景を変えたりといったことも人気がある。自分の行動をコントロールできる明晰夢のなかでは、あなたがドラマのプロデューサーであり、監督であり、主役なのである。

明晰夢を促す薬物

ここまで明晰夢を見るためのさまざまなテクニックを紹介してきたが、明晰夢を引き起こす薬物といったものは存在するのだろうか？　マジックマッシュルームやアヤワスカ、

LSDなどの幻覚剤は一般に夢のような超現実的な体験をもたらすとされているが、それは本当の夢ではない。夢と幻覚体験では脳のネットワークの活性の仕方が異なるからである。夢を見ているときと比べ、幻覚体験ではイマジネーション・ネットワークの活性化があまり見られない。もちろん、創造的な体験や深遠な体験をともなうことはあるが、それはむしろ、身体の外に浮遊しているような解離状態と重なる部分が大きい。幻覚剤はときとして自我解離と呼ばれる状態を引き起こすことがある。実際、非常に強力な幻覚剤はがんと診断された患者の精神衛生に役立つこともあるが、こうした体験を夢と混同すべきではない。

もっとも、**明晰夢を増やすことが科学的に証明された薬物も存在する。それが、ガランタミンだ。**この薬には脳内のアセチルコリン量を増やす効果がある。アセチルコリンは記憶や思考に不可欠な神経伝達物質だ。また、ガランタミンは認知症患者の思考能力を向上させ、認知機能の衰えを遅らせてくれる。

さらに、ガランタミンは夢にも影響を及ぼす。入眠からレム睡眠潜時（最初のレム睡眠までの時間）を短縮し、レム睡眠密度（レム睡眠中の眼球運動の頻度）を増加させるのだ。レム睡眠密度が高いほど、私たちは鮮烈な夢を見やすくなる。そのため、ガランタミンを服用すると奇妙な夢をよく見るようになる。

ハワイにある明晰夢研究所のスティーヴン・ラバージは、この薬が明晰夢を引き起こすかどうかを調べるため、三種類のガランタミンと偽薬《プラセボ》を比較した二重盲検試験を行った。[4]この実験では研究者も被験者も、誰がガランタミンを服用し、誰が不活性な錠剤を服用しているのかを知らされていない。被験者たちは三夜連続で四時間半の睡眠をとってから起こされ、錠剤を服用したあと、三〇分間ベッドから離れた。そのあとベッドに戻り、ふたたび眠りにつく際にＭＩＬＤ法を実践した。

すると、目覚ましい結果が得られた。ガランタミン四ミリグラムはプラセボの二倍、八ミリグラムは三倍の効果を発揮したのだ。また、最大量を服用した被験者の半数近くが明晰夢を見ることに成功した。薬の用量が増えるほど効果が強まる現象は用量依存反応と呼ばれ、因果関係を示す有力な証拠となる。また、被験者の見た夢が明晰夢であるかどうかにかかわらず、ガランタミンは夢の記憶や鮮明さ、複雑さ、さらには夢に対する肯定的な感情を増加させたという。

とはいえ、とくに顕著な効果が表れたのは、明晰夢を見ることに関してだった。ガランタミンがどのようにして明晰夢を引き起こすのかは正確にはわかっていないが、脳内のアセチルコリンを増加させることで、明晰夢を体験する際に必要とされるエグゼクティブ・ネットワークの一部を活性化させたのかもしれない。

先住民の文化では、何世紀にもわたって夢を豊かなものにするためにさまざまな食物や鉱物が利用されてきた。中米地域、とくにメキシコでは、カレア・ザカテチチという薬草が重宝されている。この薬草は胃の不調から糖尿病、皮膚病に至るまで、幅広い病気の伝統的な治療に使われるだけでなく、夢の儀式にも用いられている。メキシコのオアハカでは、チョンタル人のシャーマンが、乾燥したカレア・ザカテチチの葉を夢の〝航海〟の手助けとして燻製している。これは平衡感覚の喪失のほか、吐き気や嘔吐といった副作用をともなうが、彼らはそれを我慢するのもいとわない。また、アフリカではコサ人の占い師のあいだで、鮮明な夢や明晰夢を見るためのウブラブと呼ばれる薬草の根が引っ張りだこだ。なかでも春と秋の晩に香りのよい白い花を咲かせるシレネ・カペンシスという薬草はとくに有名で、鮮明な夢を誘発するとされ、祖先からのお告げを得るために用いられている。

明晰夢を促すテクノロジー

現在、特殊なヘッドバンドやアイマスク、スマートウォッチなどのガジェットが明晰夢を促すための装置として市場に出回っている。そのようなガジェットの半数以上は市販されており、眠っている人がレム睡眠に入るタイミングを正確に特定する機能を有している。なかには、直接眼球の運動を追跡するものもあれば、心拍数や加速度計のデータを使ってレム睡眠を推定するものもある。レム睡眠中、私たちの身体は麻痺しており、加速度計はほとんど動きを示さない。また、私たちは夢のなかでの活動を現実と認識するため、心拍数が増加する。この二種類のデータを組み合わせることで、眠っている本人がレム睡眠中であるかどうかを判断できる。

これらの装置は使用者がレム睡眠中であることを検知すると、夢のなかにいることを知らせる微細な合図、すなわちドリーム・サインを送ろうとする。たとえば、振動による触覚《ハプティクス》シグナルや音声での合図、あるいは光の点滅のような視覚的な合図などである。なかには「私は夢を見ています」という本人の声を再生するものまである。うまくいけば、振動、音、光などの合図は脳の視床ゲート（睡眠中に外部からの刺激を遮断するシステム）をすり抜け、眠りを妨げずに明晰夢の体験を促進してくれる。こうしたシグナルは明晰夢を体験する手がかりとして、夢のなかでシームレスに統合される。

明晰夢を促すガジェットが普及する以前、同様の装置が睡眠実験で試用されていた。たとえば、明晰夢における光の効果を検証する実験では、プラセボ効果を排除するため、被験者には知らせないまま一晩おきに装置が用いられた。報告された明晰夢のうち、三分の二は光の合図があった夜に見られたものだった。[5]

もっとも、こうしたシグナルは夢を見る前に心の準備ができているといっそう効果を発揮する。睡眠実験では被験者が眠りにつく前、かすかに点滅する光やバイオリンの短い音色といったシグナルを提示した。シグナルを示された被験者は、リアリティ・チェックをするよう求められた――「私は起きているのか、それとも夢を見ているのか？」そして、夢のなかの体験が通常の体験とどう異なるのかを批判的に分析し、それに注意を払うよう指示された。

　通常、睡眠中の覚醒は脳幹から起こる。睡眠中に目を覚ます必要がある場合、視床がエグゼクティブ・ネットワークに警告を送るのだ。このようなボトムアップ式の内部スクリーニング・システムを回避するのが、先述した明晰夢を促す装置である。レム睡眠中であることを知らせる点滅信号は、私たちを目覚めさせることなく、視床ゲートを通過する。しかし、もし身体の覚醒メカニズムを解析して理解することができたらどうなるだろうか？　ボトムアップ式のシステムをすり抜けるのではなく、トップダウン式に明晰夢を見られるようになるのだろうか？

　研究者たちは非侵襲的な脳刺激技術を用いて、それを実現しようとしている。先に述べた経頭蓋電気刺激（184ページ参照）は、少なくとも現時点では明晰夢を引き起こす証拠には乏しいものの、夢における自己認識を高めると期待されている。明晰夢を見る神経生理学的な理解が深まれば、研究者たちは明晰夢を誘発するための適切な周波数と脳内の正確な位置を特定できるようになるだろう。

今のところ、明晰夢を確実に引き起こすための非侵襲的な方法は見つかっていないが、研究が進んでいないわけではない。現在、世界中の研究者たちはその方法を発見しようと切磋琢磨している。ブラジルのリオ・グランデ・ド・ノルテ連邦大学のセルジオ・A・モタ＝ロリムと彼の同僚によれば、明晰夢へのアプローチはさまざまであり、たとえば一人称のコントロールや身体イメージの三人称視点、視覚的な鮮明さの増強などが明晰夢体験につながるとされている。[6] しかし、本書を執筆している時点では、そのための鍵はまだ見つかっていない。

明晰夢を見ることは一般に、肯定的な経験と考えられている――創造性や問題解決能力の向上のほか、人生の成長につながる技術を学ぶ貴重な機会だと。明晰夢を頻繁に見る人たちによれば、明晰夢を見ることで目覚めがよくなり、翌朝は爽快な気分でいられる。しかし、明晰夢を誘発するテクニックの多くは強制的な覚醒や睡眠の中断をともなうことを忘れてはならない。ＷＢＴＢ法などのテクニックは睡眠の断片化を招き、睡眠パターンを乱す可能性がある。また、注意深く用いないと、睡眠時間が減少することもある。だが、その一方で、明晰夢は私たちを非常に特異な意識状態へと導いてくれる——夢と自己意識が交わる、超現実的な交差点へ。

第8章

夢を外から覗く、操作する——夢の未来

日本の研究者、神谷之康《かみたにゆきやす》は二〇年にわたり夢の解読と映像化に取り組んできた。[1] 最初は脳スキャンから得たデータを解析し、被験者が見た線のパターンが垂直か水平か、左に傾いたか右に傾いたかを判断するコンピューターのアルゴリズムを開発することから始まった。今では、神谷のチームは被験者が目覚める直前に見た夢をはっきりといいきれるまでになった。夢のなかに登場するのは人間なのか、それとも木や動物か、そうした判断も思いのままだ。彼らのアルゴリズムは、それほどまでに洗練されているのである。

これは、決して容易なことではない。神谷と京都大学の同僚たちは、脳内をリアルタイムで流れる血液と脳表面の電気活動にもとづいて視覚映像を再現するため、ボクセル（三次元画像の構成単位で、二次元画像の画素《ピクセル》に相当する）で表された脳活動を処理している。そのために使われるのが、きわめて複雑な計算タスクを瞬時に実行できる機械学習、ディープ・ニューラル・ネットワークである。コンピューターがディープ・ニューラル・

ネットワークをもとに膨大なデータから一定のパターンを見つけると、すべての情報処理は時とともに効率化される。その後、さらに高性能なコンピューターによって再構成アルゴリズムが適用され、情報が統合されるのである。

神谷は被験者をｆＭＲＩに入れて脳の代謝活動をリアルタイムで観察し、同時に脳波計（ＥＥＧ）を用いて脳の電気活動を記録することで、数多くの夢データを収集した。被験者は眠りに落ちる瞬間、すなわち心が自由にさまよいはじめ、視覚的に充実した入眠状態に至るたびに起こされた。検査技師は目を覚ました被験者に対し、目覚める直前に何を見たかを尋ねた。被験者の答えは、飛行機、女の子、フライトレコーダーといったものだった。それらの画像とそのとき生じていた脳活動が照合され、被験者はふたたび眠るよう指示を受ける。この作業を何度もくり返すことで、機械学習のアルゴリズムは脳内で起きていることと被験者が報告した画像の相関関係を見つける。

人工知能の急速な進歩を追い風に、世界中の研究者たちが脳活動を視覚的なイメージに変換しようと鋭意努力している。その結果、神経シグナルの解読はますます精度を増すことになった。今後一〇年ほどで、夢を見ている人の脳活動をとらえ、夢の内容を視覚的に再現できるようになるだろう。

実際、カリフォルニア大学バークレー校で認知神経科学研究室を主宰するジャック・

ギャラントは、すでに過去一〇年にわたって、**映画の予告編を観ている人の脳活動を解読することに成功している**。[2] 彼のチームは被験者の脳画像データだけを使用して、その人が何を観ているのかを驚くほど正確に解読した。映画『ブライダル・ウォーズ』の予告編を観た被験者の脳活動には、「女性が話している」という適切なラベルがつけられた。

ギャラントは脳の三次元マップを分析するかわりに、二つの大脳半球を平坦化し、オーストラリアの地図を鏡写しにしたような形に仕立てた。そして、地図上の大脳皮質に示された一〇万の点を追跡し、脳内で起きていることと人が見ているものの関係を調査した。とくに注目したのは視覚野だ。平坦化した脳地図の中央付近に位置するこの領域では、脳の活動量が平均よりも多い部分は赤く、少ない部分は青く表示される。

ギャラントの研究室では、まず被験者に物語を聞いたり、その記録を読んだりして心の解読にとりかかった。次に、ｆＭＲＩによる脳スキャンで得たデータを利用して、物語上の概念と特定の脳活動を関連づけ、機能マップを作成した。これは地図にピンを立てるような単純な作業ではない。あらゆる概念は、脳の数多くの部位を活性化させるからだ。ギャラント率いる研究者たちは、こうした困難に直面しながらも、脳活動だけをもとにさまざまな情報を識別できるようになった。被験者が読んだり聞いたりしているのはどんな物語か——時間、場所、人物、身体の一部、家族に関わるものなのか。それは触感的なのか、暴力的なのか。その物語は質感や色などの視覚情報を中心に展開しているのか。そういったさまざまなことを知ることができるようになったのである。

この精巧なマッピングの魅力は、夢を見ているときと同じ意味的なつながりを見出せる点にある。[3] たとえば、あなたが車のことを思い浮かべたとしよう。それは現在所有している車かもしれないし、車の歴史や運転方法の知識かもしれない。あるいは、運転を習った車やほかの交通手段、幼いころに父親や母親と車に乗った思い出かもしれない。あなたが思い浮かべる内容によって、手続き的記憶、エピソード記憶、意味記憶、情動記憶に関連する脳の領域が活性化するのである。

しかし、夢を正確に解読することは簡単ではなく、課題はまだ山積みだ。その一つに挙げられるのが、すべての人の脳が少しだけ異なるということである。これは、私が手術室でいつも目にしていることだ。人間の脳の微細な構造は同じ範囲に属するが、それぞれわずかな違いがある。そのため、脳活動を解読し、その仕組みを理解するには、個々の脳を一般的なマップと比較・較正するための指標が必要となる。

もう一つの課題は、純粋な技術面に関することだ。ｆＭＲＩ装置は、映画の撮影用フィルム（一秒間に二四フレーム）よりも低速で撮影するため、解読した画像は連続性が失われてしまう。この問題は将来的に改善されるだろうが、現時点ではほとんどのＭＲＩ装置は一秒間に二・五回しか撮影できない。

さらに、必要な解像度も不足している。一般的なクリニックで使われるＭＲＩの磁束密度は一・五テスラだが、バークレーの研究室で使われるものは最新鋭の三テスラだ〔磁束密度（テスラ値）が高いほどMRIの信号強度も高くなり、画像の鮮明さや解像度も向上する〕。しかし、ギャラントの研究室にある三テスラのＭＲＩでも脳組織を二立方ミリメートルまでしか測定できない。残念ながら、このサイズでは脳機能を調査するための精度が不十分だ。衛星写真でいうなら、特定の通りを撮影したいのに、その地域全体の写真しか撮れないようなものである。次世代のＭＲＩスキャナーは、脳組織を〇・四立方ミリメートル（四〇〇立方マイクロメートル）までスキャンできることが望ましい。そうすれば、より精密な脳マッピングが可能になるだろう。

今後、夢を脳活動から解読できるようになったら、次のような疑問が生じる。私たちは、いつか逆のことができるだろうか——つまり、夢を無から作り出せるようになるだろうか？　配信サービスから映画を選ぶように、夢を選べるようになるだろうか？　まるでＳＦ映画のような話だが、実際、私たちが考える以上に早く実現されるかもしれない。

ドリーム・エンジニアリング

二〇世紀前半、多くの人は夢を白黒で見ていた。新聞、写真、テレビ、そして大半の映画が白黒だった時代だ。カラーの夢はめずらしいとされ、一九三〇年代に導入された彩色技法にちなんで「テクニカラーの夢」と呼ばれた。

しかし、一九六〇年代に入ると様相が一変した。カラーの夢を見るようになったのだ。きっかけは何だったのか？　その一〇年前、メディア業界は白黒からカラーへの大きな転換を遂げていた。初の家庭用カラーテレビが登場し、雑誌もカラー刷りに移行し、映画も総天然色で製作されるようになった。どうやら夢の光景の変化は、前世紀に大衆文化が変わったことの副次的作用だったようだ。

夢の光景を変えられるとしたら、あなたはどうするだろうか？　夢の世界を設計することは可能なのか？　研究者たちはこれまで夢の光景を意のままに変えようとしてきたが、効果は限定的だった。被験者が色のついたゴーグルを装着したり、没入型のコンピューターゲームをプレイしたりする実験では、夢の光景は変化したが、完全なものではなく、予測どおりのものでもなかった。夢を見ている心は、こうした方法で制御するには少々弁放すぎるようだ。

夢の〝映像〟を操作するのが難しいなら〝音声〟はどうだろうか？　夢のなかで聞こえるものを操作できないだろうか？　日中に聞いた言語が、夢に影響を与えることは知られている。バイリンガルの人々を対象とした研究では、**就寝前のインタビューで使用された言語が、夢のなかで話す言語に影響を与えることがわかっている**。同様に、英語話者であるカナダ人が六週間のフランス語の集中講座を受けたところ、フランス語で夢を見たという報告がある。これらの研究は夢の視覚的な要素と同じように、日中の聴覚的な体験が夢に影響を与えることを示唆している。だが、音声を使って夢の内容を思いどおりに操作しようとする試みは、まだ発展途上の段階にある。

興味深いことに、夢を短時間操作するためのもっとも有望な方法は、映像でも音声でもなく、匂いである。

感覚を通じて夢に影響を与える

これまで学んだように、夢を見ている私たちは外の世界から切り離されている。だが、完全にというわけではない。**私たちの思考と夢に入り込む方法の一つは、五感のなかで**

もっとも制約の少ない嗅覚を使うことだ。嗅覚は、脳の記憶と感情に関わる海馬と扁桃体に直接つながっている。

嗅覚には、夢を操作するうえで理想的な特性がもう一つある。夢を見ているときにほとんどの感覚信号をブロックする視床ゲートを回避できるのだ。この仕組みは、かつて進化上の利点だったと考えられる。**先史時代には、寝ているときに煙や近くにいる動物のにおいを感じ取ることで命拾いすることができたのだろう。**

嗅覚刺激に対する視床ゲートの規制が緩いおかげで、特定の匂いが夢に影響を与えることがある——それも、本人が気づかないまま。たとえば、腐った卵の臭いを嗅ぐと夢は否定的なものとなり、一方でバラの香りは楽しい夢を見させてくれる。もちろん、匂いが強すぎると、眠りのベールを突き破り、夢を見ている本人を目覚めさせてしまうこともある。

睡眠中に匂いを嗅ぐと、学習効果が高まるといわれている。たとえば、新しい言語を勉強しているときは、松の香りを嗅ぐのがいいとされる。睡眠中に同じ香りを嗅ぐと、記憶が強化されて学習が促進されるというのだ。ノースウエスタン大学のローラ・シャナハンが行った実験では、被験者はグリッド上の異なるカテゴリーの絵の位置を覚えるよう求められた。[4] 描かれていたのは動物、建物、顔、道具などで、それぞれに対応する匂いが割り当てられていた。たとえば、動物には杉の匂い、建物にはバラの香りというように。睡眠中、被験者は数種類の匂いを嗅がせられた。目が覚めてから記憶テストを受けたところ、寝ているときに嗅いだ匂いと関連づけられた絵をよく覚えていたが、本人はその理由に気づかなかった。

研究の結果、寝ているときや夢を見ているときに匂いが脳に伝わる仕組みには、依存症に対抗する力があることもわかった。ある研究では、被験者が睡眠中にタバコと腐った卵の臭いを同時に嗅いだ場合、その後の一週間で喫煙量が三〇パーセント減少したと報告されている。このような匂いの操作は、反対の効果を示すこともある。睡眠中にタバコの煙のみを嗅いだ喫煙者は、翌日の喫煙量が増加した。興味深いことに、嗅覚が行動に与える影響は、睡眠と特別な関連があるようだ。被験者が目覚めているときにタバコの煙と腐った卵の臭いを嗅いでも、何の効果も見られなかった。

現在、スマートウォッチが睡眠の段階を検知できるようになったことから、匂いを発するデバイスを使った学習や治療への応用が期待されている。技術的にはそれほど難しいことではない。匂いは、一世紀以上前のフランスで開発された夢の操作にも効果を発揮していた。

先述したレオン・デルヴェ・ド・サン＝ドニは、匂いを使って夢のなかで特定の記憶を呼び覚ますことができるかどうかをたしかめた。この一九世紀のパリ市民はみずからの仮説をたしかめるため、旅行のたびに新しい香水を購入し、それをハンカチーフにつけて毎日特定の場所で匂いを嗅いだ。帰宅から数カ月後、彼は睡眠中枕に香水を数滴垂らすよう使用人に命じた。実験は成功し、**彼はその香水を嗅いだ場所を夢に見るようになった。**さらに、今度は二種類の香水を枕に垂らしてもらった。すると驚いたことに、夢のなかに二度の旅行の要素が両方とも出現した。

非公式の実験ではあったが、サン゠ドニはこのことから夢を設計できると述べている。日中に匂いと結びついた特定の記憶が、睡眠中同じ嗅覚信号によってふたたび活性化されたのである。特定の方向へ夢を導こうとする彼の試みは多少科学的ではあるものの、基本的には何千年も前から行われてきたドリーム・インキュベーションの試みと同じだった。

学習効果を高めるために使われるのは匂いだけではない。音楽も同じように利用できる。ある研究では、被験者はパズルを解くあいだ同じ曲を何度もくり返し聞かされた。そして睡眠中、同じ音楽を静かに聞いた人は、そうでない人に比べて、夢のなかでパズルの解き方を思いつく傾向が強かった。

触覚による合図も夢の内容を変えることがある。**夢を見ている被験者の足に軽く触れて膝の反射作用を起こすと、落下する夢を見ることがある。**また、手を水のなかに入れた場合、夢のストーリーに水が組み込まれる可能性が高くなる。実際、**夢を見ている人に水を**

吹きかけると、ほぼ半数の人の夢に水が出現した。雨のなかにいる夢や泳いでいる夢を見たのである。

夢の内容を誘導する方法はほかにもあるが、必ずしも推奨できるものばかりではない。たとえば、水分摂取を控えると、のどの渇きや水に関する夢を見やすくなる。就寝前にストレスの多い映画を観ると、肯定的な夢よりも否定的な夢を見る傾向が強くなる。もちろん、その逆もありうる。先述したように、悪夢の発生を抑える方法の一つは、心を落ち着かせる就寝前の習慣である。

夢のなかに広告を打つ

私たちが目覚めているときに見る広告は、消費者の意識に影響を与えようという意図が透けて見える。そして、広告主が目下のところ注目しているのは、私たちの夢である。夢のなかの広告が通常の広告よりもはるかに有害となりうるのは、それが私たちの意識の外で行われるからだ。すでに学んだように、私たちが夢を見ているとき、脳の理性をつかさどる部分は休止状態にあるため、ターゲット型のメッセージに対する警戒心が薄れ、心のガードは下がってしまう。実際、**ある広告に関連する夢を見ると、その製品を購入しやす**

くなることが研究を通じて判明している。[6]

現在、夢の設計には限界があるが、企業はすでに特定のターゲットに対するドリーム・インキュベーションのビジネスに参入している。彼らの見立てでは、夢は自社製品を宣伝するための最大にして最後の未開拓市場である。

二〇二一年、飲料水メーカーのモルソン・クアーズはアメリカン・フットボールの優勝決定戦であるスーパー・ボウルを前に、消費者の夢に入り込むドリーム・インキュベーションの完成を目指していた。同社はこの重要な試合が行われるあいだ、自社のビールを宣伝することができなかった。リーグが競合他社と独占契約を結んでいたからだ。そこで、マーケティング担当の副社長はある打開策を思いついた。**試合の期間中に広告を打つことができなくとも、人々の夢のなかで宣伝することはできるのではないか？**

モルソン・クアーズは、ハーバード大学で夢について研究する心理学者、ディードリ・バレットに協力を仰いだ。同社の役員たちは、夢に入り込む効力を持った広告を作れるかどうかを知りたがった。人々の潜在意識に広告を植えつけ、夢のなかでそれを再生させることはできないだろうか？　バレットの答えは、被験者の協力があれば夢の内容に影響を与えることができるかもしれない、というものだった。

モルソン・クアーズはバレットの教えにもとづき、めまいがするほど鮮烈なビジュアルを駆使した九〇秒の広告動画を制作した。題して「スーパー・ボウル前夜にクアーズ・ビールの夢を見よう」。さらに、動画を観たあと夜通し流してもらうための八時間のサウンドトラックも公開した。動画では、夢のような音楽が流れるなか、半透明のアバターが同社の商品画像が埋め込まれた山や川を飛び回り、合間には自然の映像や漫画のキャラクター、魅惑的な形や模様が差し込まれた。カラフルな動画は次々と場面が切り替わり、超現実的なイメージが抽象的な形や物体へと変化する。まさに、夢のなかにいるような感覚だ。

被験者たちは睡眠実験室でこの動画を数回見せられ、就寝前に「この動画の夢を見たい」と言って夢に備えるよう指示された。その後、レム睡眠中に起こされた被験者たちは、動画と同じ光景の夢——滝の夢や雪のなかを歩く夢——を見たと述べた。ある被験者は夢から覚めた直後、夢のなかの山がクアーズ・ビールに関連していたとかすれ声で語った。実際、一八人中五人の被験者が、広告の要素を含んだ夢を見たと報告している。

モルソン・クアーズは動画をインターネットに公開し、消費者に対して「史上最大の睡眠体験になるであろう」実験に参加してほしいと呼びかけた。また、動画は就寝前に何度も観て、寝ている間はサウンドトラックを流すよう推奨した。さらに、実験の参加者には割引クーポンを提供し、SNSで#CoorsLight、#CoorsLightSeltzerというハッシュタグをつけて夢の内容を投稿するようお願いするのも忘れなかった。同社によるとこの広告は大成功を収め、SNSでのインプレッション数は一四億回に達し、エンゲージメントは三〇〇〇パーセント増加し、さらに会社にとって何より重要なことに、売り上げも八パーセント増加したという。

かつて人々の聖域とされていた夢の世界は、今やマーケティング担当者の格好のターゲットとなった。そして、これに関心を寄せているのはモルソン・クアーズだけではない。米国マーケティング協会が二〇二一年に発表した「マーケティングの未来に関する調査報告」によると、四〇〇社の企業のうち七七パーセントが二〇二五年までに夢の広告を試みる予定だという。夢という肥沃《ひよく》な土地を掘り尽くすための新たなゴールドラッシュが、今まさに始まろうとしているのだ。

バーガー・キングは、夢の世界を乗っ取るための別の方法を考案した。ハロウィンのプロモーションとして、ナイトメア・キング・バーガーという商品を発表したのだ。キャッチ・フレーズは「悪夢を食べよう」。トッピングはビーフパテ、クリスピーチキン、ベーコン、チーズ、そして鮮やかな緑色をしたバンズだった。カロリーが高いという点をのぞけば、このバーガーには緑色のバンズ以外とりたててめずらしいところはなかったが、同社はナイトメア・キング・バーガーには悪夢を引き起こす効果があると主張した。

このバーガーが本当に悪夢を引き起こすことを検証するため、バーガー・キングは睡眠神経診断サービスと協力し、一〇日間にわたり一〇〇人の被験者の夢を調査した。バーガー・キングのニュースリリースによると、ナイトメア・キング・バーガーは悪夢を見る確率を三倍以上高めたという。もちろん、特定の食べ物が悪夢を見る原因になるという期待が自己暗示となり、悪夢を誘発した可能性もある。

興味深いのは、ナイトメア・キング・バーガーがチーズバーガーだったことだ。チーズは昔から悪夢を引き起こすと（誤って）信じられてきた。チャールズ・ディケンズの『クリスマス・キャロル』では、主人公のスクルージ老人はかつての共同経営者ジェイコブ・マーレイの亡霊が現れたとき、「チーズのかけら」のせいで幻覚を見たと語っている。チーズが悪夢を引き起こすという科学的根拠は今も昔も存在しないが、それを信じる人が絶えることはなく、迷信は今も世にはびこっている。これは自己実現的なマイナスの影響、すなわちノセボ効果に通じる部分がある。ノセボ効果とはプラセボ効果の反対の概念で、ある薬が特定の副作用を生じさせると信じている場合、実際にその副作用を経験してしまう現象だ。

ビールやハンバーガーの夢を誘発させるような取り組みはおそらく序の口に過ぎない。広告主が日常的にあなたの睡眠と夢をターゲットにするであろう夜は着々と迫っている。

あなたのガードが緩んでいるあいだに覚醒時の行動に影響を与えるため、人間の健康にとって不可欠な部分を脅かそうとしているのだ。睡眠と夢という聖域は、遠からず攻め落とされるだろう。

こうした可能性に対し、研究者たちは少なからず危機感を抱いている。モルソン・クアーズの広告に対する公式書簡では、世界各国の研究者三八人が、夢を企業広告の次なる標的とすることに反対し、広告主が睡眠中の人々をターゲットにしないよう義務づける法案への支持を表明した。モルソン・クアーズのキャンペーンに対し、彼らはこう問いかけた。「私たちは何を失ってしまったのでしょうか？　誰もがプライバシーの侵害や搾取的な経済慣行に慣れっこになり、夢のなかにビールの広告を入れる見返りとして、一二本入りのパックを受け取るようになってしまいました」

夢とテクノロジー

夢を見ているとき、点滅する光や振動、皮膚の周りの空気の温度変化、音声の合図などが特定の記憶を促すことは知られている。初期の実験では、夢を見ているとき液体に関する単語を聞かせただけで、それに関連する夢が増えたという結果も出ている。さらに、そのような夢は被験者が目覚めているときの行動にも影響を及ぼすかもしれない。
たとえば、言葉による合図は昼寝をしている人のブランドの選好にも影響を与えうる。中国の研究者、艾思志《あいしし》と殷云露《いんうんろ》の研究では、被験者が寝ているあいだ二つのブランド名のうち一つをくり返し聞かせた。そして被験者が目を覚ますと、寝ているあいだに聞いたブランドを選ぶ傾向が強くなった。艾は「睡眠中の神経認知処理が、主観的な嗜好の微調整に対して柔軟な形で影響を及ぼしている」と結論づけた。[7] 対照群にも同じブランド名をくり返し聞かせてみたが、目覚めているときだったせいか効果は見られなかった。このメカニズムの詳細はまだ解明されていないが、睡眠中の被験者の脳波の変化が、影響を受けたタイミングを物語っていた。

この研究や類似の研究から、ある疑問が生じる——スマートスピーカーやスマートウォッチなどの周辺機器やアプリを使えば、寝ているあいだに買い物を促す合図を送れるのではないか？　これは十分に実現可能なアイデアである。スマートスピーカーはすでに私たちの寝室に浸透しているし、スマートウォッチなどのデバイスは私たちの睡眠周期を計測することができる。そのようなデバイスは身体の動きや心拍数といった手がかりをもとに、現在の睡眠段階をかなりの精度で把握することができる——たとえば、アップルウォッチはあなたのレム睡眠を追跡することさえできるのだ。

私たちが睡眠中のシグナルに無防備であることを考えると、**将来的にはスマートスピーカーやウェアラブルデバイスといった製品の使用許諾契約書に、企業が就寝中のユーザーに広告メッセージをささやく権利が記載されるかもしれない。**広告のない夢を見るためには、追加料金を支払わなければならなくなるだろう。そして、企業が各種の機器を使って夢に入り込めるようになった場合、政府が国民の眠っている意識に干渉し、プロパガンダやマインド・コントロールを行わないという保証はない。それを防ぐ手立てはあるだろうか？　この種の陰鬱な未来予測は、ジョージ・オーウェルの『一九八四年』やフィリップ・K・ディックの『アンドロイドは電気羊の夢を見るか？』といったSF小説を彷彿させる。

将来的には、機械と脳を直接接続するようなインターフェイスが普及することは十分考えられる。現在、てんかん患者は脳にある装置を埋め込むことができる。脳波をモニターして発作に先行する特有の兆候を探り出し、逆電流を送って発作を妨げるというものだ。いわば閉鎖ループ回路であり、意識と機械はそれぞれが自律的に、かつシームレスに働くようになる。私たちは必要に応じて夢を調整するような装置を埋め込む手術を選択できるようになるかもしれない。まさかと思うかもしれないが、くり返される悪夢の呪縛から解放されるなら、選択的外科手術を受ける価値はあるのではないか？　より創造的な夢を見られるとしたら、あなたはどうする？　あるいは、いつでも好きなときに性的な夢を見られるとしたら？

映画『インセプション』では、人々が夢のなかでアイデアを植えつけられる描写があった。現実世界では、神経科学者はインプラントを使って即座に特定の記憶を呼び起こすことができる。それは個人的な記憶かもしれないし、特定の商品に関する記憶かもしれない。**現在、市場にはユーザーとその脳を非侵襲的に媒介する装置があふれている。これらの企業が、自社の消費者向け製品にマーケティングの要素を導入しないとはいいきれない。**また、私たちには企業が収集した神経データの悪用を防ぐ手段はない。

この問題は、国連教育科学文化機関（ユネスコ）の注目を集めることとなった。二〇二三年七月、同機関は神経科学者、道徳哲学者、政府関係者を招集し、**神経権**に対応するための規制の可能性について議論を交わした。ユネスコの報告によると、神経科学技術には私たちの意識にアクセスし、個人の人格や行動を変え、過去の出来事の記憶を改変するだけの力があり、「プライバシーや思想の自由、自由意志、人間の尊厳といった基本的な権利に暗い影を落としかねない」[8]。

さらに、神経科学技術の悪用から人々を守るために活動を始めた団体もある。二〇一七年に設立された**ニューロライツ（神経権）財団**は各国政府に対し、スマートウォッチやイヤホン、ヘッドセットなどのテクノロジーによって収集したあらゆる神経データを非公開とし、その商業利用を制限するとともに、外部の操作から個人を保護するための法律を制定するよう求めている。これには、夢を操作する試みも含まれる。コロンビア大学の神経科学者でニューロライツ財団の共同設立者でもあるラファエル・ユステは、急成長を遂げているこの分野の企業が、私たちの脳データについて略奪的な姿勢をとっていると指摘した。事実、ニューロライツ財団によれば、特定の神経科学技術企業一八社が自社製品のユーザーに対し、神経データの所有権を放棄するよう求めている。

　各国政府もこの問題に取り組みはじめている。**二〇二一年、チリは脳の活動と情報を保護するため、世界に先駆けて憲法を改正した。**ほかの国々も法整備を検討しているが、国際的なレベルでの取り組みがなされないかぎり、神経科学技術の悪用から人々を守ることは難しいだろう。ユステがインタビューで語ったように、「これはSFの話ではない。手遅れになる前に行動すべき」なのである。[9]

　私たち一人ひとりにできるのは、夢の神聖さを守るためにどうすればいいかを考えることである。それはたとえば、スマートフォンやスマートスピーカーからのメッセージを遮断して眠るといったことかもしれないし、あるいは、私たちの神経情報を奪い取るような使用同意書が添えられた製品を避けるといったことかもしれない。夢は私たちに多くの洞察を与えるとともに、感情の状態についてたくさんのことを学ばせてくれる。その貴重な体験が、商業的関心によって汚されないことを願うばかりだ。

第9章 見た夢の意味を読み解く

本書の執筆を進めるうち、私は夢だけでなく神経科学全体を新しい視点から見られるようになった。私は診察や手術の現場で、患者がひどい怪我を負いながらも夢を見つづける様子を目《ま》の当たりにした。難治性てんかんを治療する最後の手段として脳の半分を摘出した子どもたちが、手術後も夢を見たと報告した。夢には、私たちに語りかける力があるのだ。

夢が重要な理由はそれだけではない。夢は、神経化学的な変化と生理学的な変化の組み合わせによってしか実現できないような思考と感情を提供してくれる。私たちは夢を見ることで、このような心の空間にアクセスすることができる。目覚めているときに同じような考えを持とうとしても、とうていできないのだ。

だからこそ、夢には注意を払う価値がある。夢は、ほかの方法では得られないような洞察をもたらしてくれる。人生の異なる時期に出会う人たちや、一見すると無関係な出来事、過去に起きたことと未来に起こるかもしれないことを結びつけてくれる。夢に意味や目的があると思えるのは、そこに強力な神経生物学的構造が存在するからだ。そして、夢をふり返ることはみずからを省みて生きるための重要な要素となる。少なくとも、私にとってはそうである。

脳科学の専門家は、フロイトの夢解釈なんて信じていないと思われるかもしれない。あれは大衆向けの心理学に過ぎず、星占いと同じようなものだと考えているのだろう、と。私も本書の執筆を始めた当初は、そういう認識だった。しかし、今では夢は解釈できると信じている。夢を見るときに脳内で起こっていることについて科学的な理解が進んでいる以上、それは自然なことだ。問題は、どうやってその解釈を行うかである。

インターネット上には、夢の意味について説明するサイトがあふれている。書籍も同様で、特定の夢について、いわれてみればそうかもしれないと思うような説明が提示されている。こうしたアプローチは、三〇〇〇年以上前に古代エジプトで書かれた一〇八の夢とその解釈を収録した書物とほとんど変わらない。たとえば、月の夢は幸運の表れで、神々があなたを許していることを示しているという。ワニの肉を食べる夢は、あなたが高い地位につくことを示唆している。一方、鏡に映った自分の姿を夢で見た場合、それは不吉なしるしだ。あなたはすぐに新しいパートナーを見つけなければならない。

古代メソポタミア、ギリシア、ローマなどの文明では、夢の解釈には知識が必要とされ、ときには神聖な啓示が求められた。先述したように、当時の人は夢を神々や故人からのメッセージと考え、尊重していた。夢には未来を見通す力があるとされ、夢を解釈できる人は深く崇められた。このような力への信仰は今なお続いており、調査によると、三人に二人が未来を見通す夢の力を信じている。

フロイトの理論は、そうした夢解釈の近代版といえる。彼の見解では、夢は神や死後の世界からではなく潜在意識からのメッセージであり、抑圧された願望の表れだ。フロイト派の精神分析はすでにその盛りを過ぎたが、夢の力が重要な情報を与えてくれるという信念は今も引き継がれ、現代の神経科学という洗練されたツールによって支えられている。

私は、夢は自己を知るための貴重な源だと考えている。これは決して突飛な考えではない。夢から学べることは多いと信じる神経科学者や心理学者は、日ごとに増えている。研究の結果、夢の解釈は必ずしも予想が的中するわけではないが、目覚めているときの生活に示唆を与えることがわかっている。

夢の解説サイトが当てにならない理由

インターネットでは、自分の夢だけでなく、どんな夢でも簡単にそれらしい意味を見つけることができる。夢の解釈を提供してくれるウェブサイトは引きも切らない。たとえば、葉っぱが出てくる夢の意味について調べてみよう。あるサイトによると、葉っぱは変化の象徴である。季節によって木の葉が変わるように、何かが終わり、また新たな始まりを迎えようとしていることを表しているという。しかし、別のサイトでは、葉っぱは再生のしるしであるとされている。さらに別のサイトでは、成長と解放の象徴だという。どの解釈も一見理にかなっているようだが、はたして正しいのはいったいどれなのだろうか？

夢のサイトはあいまいな説明と具体的な例を巧みに織り交ぜて提示するため、その解釈を自分の経験に当てはめやすい。あなたの人生では、つねに何かが終わったり始まったりしているのではないだろうか？　私たちはみな、再生や成長、解放を求めているのではないだろうか？　このような一般的な説明を個人の経験に重ね合わせてしまうのは、人間の性《さが》である。星占いも同じだ。あいまいな記述を見て、それを自分自身の特定の状況に当てはめてしまうのである。

実際には、同じような夢でもその意味は多岐にわたる。人によって異なるだけでなく、その人の過去や人生の段階によっても異なるのだ。私はつい最近、橋の上を歩く夢を見た。ネットで橋の意味について調べてみると、解釈は葉っぱの夢と似たりよったりだった。あるサイトでは、橋は「ある状態から別の状態への移行であり、再生の象徴」とあった。別のサイトでは、橋は人生を見つめ直す時期にあるというメッセージであり、多くの困難を乗り越えられる兆しとされていた。さらに、橋は人生の転機を意味するというサイトもあった。実際、橋は比喩的にさまざまなことを暗示している。結婚、ともに歩むこと、治療不可能ながんを患った人の苦悩を終わらせる道。

目覚めているときの心が、記憶や日々の経験、感情の状態から生まれる独特なものであるのと同じように、夢を見ているときの心もまた独特である。夢には「落下する」、「遅刻する」、「追いかけられる」といった多くの人が経験するものがあるが、本来は個人的なものだ。**あなたの夢は、人生の特定の瞬間に脳が生み出したものであり、人生の時期によってもその意味は変わる。**ほかの人と物語の筋や視覚的な要素を共有しているからといって、その解釈が同じになるとは限らない。

さらに、夢のなかの同じイメージがそれぞれ異なる意味を持つのには、神経科学的な根拠もある。これまで学んできたように、私たちの前頭葉にある内側前頭前皮質は、私たちの経験に意味を与える役割を果たしている。内側前頭前皮質の機能は誰でも同じだが、その意味づけは個々の心に依存している。夢を見るとき、私たちはさまざまな風景や音、記憶、感情を個人にとって意味のあるものになるように組み合わせる。脳が情報を提供し、心がそれに意味を与えるのだ。

その意味はあなたが作った、あなた特有のものである。だからこそ、あなたは夢を解釈することができる。**心の声である夢を解釈できるのは、あなただけなのだ。**

5つの夢の物語

夢の物語は無限ともいえる多様性を持ち、人間のあらゆる感情から影響を受けている。夢は一般的に五つの主要なカテゴリーに分類できる。夢を解釈する際は、まず自分の夢が五つのうち、どれに当てはまるのかを判断しよう。それぞれ、適切なアプローチは異なっている。一つずつ見ていこう。

1．明白な夢

最初は、明白な意味を持った夢である。翌日試験を受けるのに目覚ましのアラームが鳴らない夢を見たら、その意味は明らかであり、容易に解釈できる。試験のストレスが夢の引き金となったのである。また、裸でスピーチをする夢や重要な飛行機に乗り遅れる夢も同様だ。いずれも、現実世界での差し迫った出来事を反映している。

2. ジャンル別の夢

次は、研究者が「ジャンル別の夢」と呼んでいるものだ。これは、人生の重要な段階や変化に関する夢を指す。ジャンル別の夢は意味が明らかであり、明白な夢と同じように解釈はほとんど必要ない。とくに顕著な例としては、妊娠の夢や人生の終わりに関する夢がある。

妊娠した女性の夢は、ご想像のとおり、妊娠や出産、身体の構造、母親であることに関連したものが多い。妊娠後期の女性は赤ん坊やその性別に関する具体的な夢を見る傾向があるが、その正確さについては科学的な文献にも明確な答えはない。ある研究では、赤ん坊の性別を夢で見た女性八人全員が的中したが、別の研究ではコインを投げる確率と変わらなかったという。

妊娠した女性が夢のなかで赤ん坊とコミュニケーションをとったという報告もある。なかには、赤ん坊が自分の名前を母親に告げるケースもあった。こうした「夢のお告げ」は、伝統的な文化においても長い歴史を持っている。たとえば、ペルーの密林で暮らすエセエハ人のあいだでは、女性が子どもの名前を夢に見るという伝統がある。夢のなかでは動物が夢を見ている人に対し、子どもの「本当の名前」を明かすという。

出産後、母親になることへの不安やストレス、そこから生じる睡眠不足によって、否定的な夢や悪夢を見ることがある。なかでも、**新米の母親がよく見る悪夢の一つが「ベッドのなかの赤ん坊」である**。赤ん坊がベッドのなかに迷い込み、窒息しかけているのだ。母親はいなくなったわが子を見つけようと、必死になって布団のなかを探し回る。その後目を覚まし、子どもが布団のなかで苦しんでいないことに気づいても、赤ん坊の無事をたしかめたくなるという。

ジャンル別の夢には、ほかに**死期の近い人が見る夢**が挙げられる。すなわち、人生の終わりに関する夢だ。そのような夢には、亡くなった家族、ペット、ほかの家族が現れることが報告されている。夢を見た本人にとって、これらの夢はしばしば希望や慰め、喜びや安らぎの源となる。穏やかさや受容をもたらすとともに、身辺の整理や家族との和解につながることもある。

ニューヨークのホスピス・緩和ケアセンターで集められた夢の報告によると、**人生の終わりに関する夢には共通したテーマがあった。それは、安らぎを与えてくれる存在だ。**たとえば、ある女性は亡くなった姉がベッドの横に座っている夢を見た。また、死期が近い男性は、ずっと前に世を去った母親が自分をなだめ、「愛してる」と告げる夢を見た。その夢はとても現実的で、母親の香水の匂いさえ感じられたという。死に瀕した自分が見守られている夢を見た人もいる。ある女性は、夫と亡くなった姉と三人で朝食をともにする夢を見た。別の女性は、夢のなかで父親と二人の兄が、みなすでに亡くなっていたが、黙って彼女を抱きしめて迎え入れてくれたという。

ほかのホスピス患者は最期の数日間、どこかへ出かける準備をしている夢や、亡くなった親戚や友人が待っている夢を見たと報告した。ある女性は亡くなる三日前、自分が階段の上にいる夢を見た。階段の下では亡くなった夫が彼女のことを待っていたという。まだ死を受け入れきれていないと語る患者もいたが、ほとんどの夢は安らぎに満ちていた。

また、悲しみに沈む人は、亡くなった愛する人の夢を見ることも報告している。夢のなかの人物は穏やかで健康的で、苦痛や病気からも解放されているように感じられる。このような夢は一般に深い意味を持つ霊的な体験ととらえられ、喪失の受け入れや癒やしの感覚をもたらし、悲しみを和らげてくれる。

3. 普遍的な夢

次に挙げるのは、普遍的な夢――すなわち、悪夢と性的な夢である。第2章でも述べたように、トラウマを経験していない子どもは、何らかの病気の結果ではなく、心の成長の一環として悪夢を見る。悪夢はしばしば私たちの精神状態を反映するため、不安や抑うつに悩む大人は悪夢を見やすい。新たに見るようになった悪夢は、私たちの健康状態を知る尺度として機能することがある。私たちの心の状態を伝えてくれるのだ。すでに見たように、トラウマに関連する悪夢は、自分の身に起きたことをどれだけうまく処理できているかを知る手がかりとなる。トラウマによって引き起こされる夢は多くの場合、出来事そのもの、あるいはそれに似たものを再現する。**トラウマのあとに見る夢が比喩的であるほど、トラウマの原因となった出来事に対する感情をうまく処理できていると考えられる。**

悪夢と同様に、私たちはみな、人生のある時点で性的な夢を見る。第3章で学んだように、性的な夢の多くは、分別の軛《くびき》から解き放たれた想像力の産物に過ぎない。したがって、**浮気の夢が人間関係の不和を表しているわけではないし、夢のなかのふるまいが実際の欲求をつねに反映しているわけでもない。**重要なのは、パートナーが浮気の夢を見たときのあなたの反応だ。夢の内容を聞いて取り乱すことは、夢そのものよりも、お互いの関係のもろさを浮き彫りにする。

4．感情が乏しい夢

四つ目は、感情が乏しい夢である。夢のなかで強い感情が見られない場合、意味を見出すのは難しいかもしれない。ちなみにここで言及しているのは、夢のなかで抱く感情についてであり、夢のなかで感情について語られることではない。実際、そのような夢を見ることはまれである。

夢を覚えている場合でも、そこに中立的な感情やかすかな感情しか見られないなら、深く考える必要はないかもしれない。覚醒時に自分の単調な精神状態を分析することがないように、夢のためにそれを行う必要もない。もし追求するなら、心を揺さぶる内容の夢にするべきだ。

また、一部の夢はイメージや出来事や登場人物が混ざり合っているため、感情的に中立であったり明確でなかったりする。このような夢は精神の静止状態に相当し、日中の豊富で行き当たりばったりな思考の蓄積と変わらない。私としては、そうした夢もとくに解釈する必要はないと考えている。

5．感情豊かな夢

最後に述べるのは、私がとくにインスピレーションの源だと信じている夢――感情豊かな夢である。この種の夢はストーリーが整っており、中心的なイメージも明確だが、解釈は容易ではない。先述したような明白な夢とは異なり、内容が現実と直接結びついていないからだ。

感情豊かな夢に注目することで、自分にとって重要な夢に焦点を当てられる。すでに述べたように、夢は私たちを普段の生活ではおよそ経験できないような感情の高まりへと導いてくれる。そのため、夢が覚醒時の気分に影響を及ぼすのは自然なことである。ひどく感情がたかぶるような夢を見たあと、悲しみや不安、あるいは高揚感を抱いて目を覚ました経験は誰にでもあるはずだ。夢の内容について考えながら目覚め、一日の静かな時間に思いをめぐらせた経験もあるかもしれない。ときには夢が無視できないものになることもあるが、そのような夢こそ解釈が必要だと考えられる。その人のもっとも深い精神世界への入口を提示してくれるからだ。

ただし、そうした夢を解読する方法を学ぶ前に、一つだけ注意点がある。夢が正しく解釈されたかどうかを客観的に証明する方法は存在しない。ｆＭＲＩで脳の画像を撮影して、あなたの解釈が客観的な現実と一致しているかどうかを確認することはできないのだ。また、血液検査や脳波測定で答えを明らかにすることもできない。

夢を解釈するには、まずその内容を思い出すことが重要である。やり方はすでに述べたとおりだ。眠る前に「私は夢を見る」、「夢を覚えておく」、「夢を書き留める」と自分に言い聞かせよう。目が覚めたら、その日の予定を考える前に、夢について思い出せることをメモしておく。夢の内容をスマートフォンに記録してもいいが、必ず目覚めた直後に行うこと。先にメールやSNSをチェックしてはいけない。夢の内容を思い出そうとしてうまくいかなかったという経験は誰にでもあると思う。最初は断片的なことしか思い出せないかもしれないが、毎日の習慣として夢を書き留めることで、だんだんとそれが容易になり、夢を思い出せるようになるはずだ。

朝に夢を記録する習慣をつけると、最後のレム睡眠で見た夢を思い出す可能性が高くなる。夢は、最初のうちは普段の生活と結びついていることが多いが、夜が深まるにつれて、より長く、感情豊かで、日常とのつながりを超えたものへと変化する。イギリスの研究者ジョシー・マリノフスキーは、目が覚める直前のレム睡眠で見た夢はとりわけ感情と象徴性に富み、個人にとって重要な意味があることを発見した。[1]

夢を解釈する方法

夢を解釈するときは、まず夢がどのようにして現れるのかを理解することが大切だ。先述したように、夢は脳の活性化と神経化学物質の変化によって生じ、斬新な発想を特徴とする感情豊かで視覚的な物語を作り出す。こうした感情と視覚の結びつきは自分自身から生まれるものだ。夢を思い浮かべるのが私たちである以上、私たちが解読できないはずはない。

私は夢を解釈するため、ここに挙げた夢の特徴をもとに、感情と視覚という要素に注目した二段階のアプローチを採用している。これら二つの要素を選んだ理由は、夢を見ているとき、ほかでは得られないほどの強烈な感情や視覚体験を得られるからだ。これは二〇一三年に世を去った精神分析医アーネスト・ハートマンによって開発されたアプローチである。[2] 夢を見ているときに脳が活性化することや、膨大な数の夢報告の分析から特定のパターンが浮かび上がったことから、最近では神経科学の分野でもその有効性が認められるようになった。

この方法を用いるにあたって、まずは**夢のなかの支配的な感情とその激しさに注目して**

みよう。怒り、不安、罪悪感、悲しみ、無力感、絶望、嫌悪、畏怖、希望、安堵、喜び、愛といった感情がどれくらい強かったのかを見ていく。夢は一つだけでなく複数の感情を引き起こすことがあるが、そのなかでもっとも強い感情に目を向けよう。感情が強ければ強いほど、その夢は重要なものである。

脳のなかでは、潜在的な感情や感情にまつわる関心事が夢のプロセスを形成し、それを動かしている。鮮烈な夢を見ると、感情をつかさどる大脳辺縁系が過度に活性化するため、夢のなかの支配的な感情によって広範で非合理的な連想が導かれる。ストレスや不安を抱えていると、そうした感情が夢に反映され、不穏な夢を見る可能性が高くなる。そのような夢のイメージやストーリーは、ストレスや不安の原因とは直接関連していなくとも、感情と一致することがある。たとえば、新しい仕事への不安から危険な山道を登る夢を見たり、株式の仲買人が市場の暴落時にお金や株の夢ではなく、落下したり追いかけられたりする夢を見るといった具合だ。

次のステップは、**夢のなかの中心的なイメージについて考える**ことだ。夢を見ているとき、脳の視覚中枢は感情と同じように活性化している。夢はイメージを感情と結びつけることで、それを物語の文脈に当てはめる。夢のなかの中心的なイメージについて考えるときは、**それをメタファー、つまりほかの何かを象徴するイメージとしてとらえてほしい。**

夢は認知活動の一形態であり、しばしば奇妙な形をとるが、ほかでは得られないような洞察を与えてくれることがある。たとえば、性的暴行の被害者は竜巻に巻き込まれる夢を見ることがあるが、これは攻撃と同じような恐怖や無力感を表している。ある事例では、心臓の大手術を控えている男性が、牛肉の四分の一(丸ごと一頭の四分の一)を宅配で受け取り、娘と元上司の三人で切り分けて保存する方法を相談する夢を見た。これはおそらく、間近に迫った手術が夢に反映されたものである。[3]

私たちの夢のイメージは、過去に経験したような感情にもとづいて呼び起こされることが多い。たとえば、ベトナム戦争の帰還兵のなかには、のちに夫婦間のトラブルでストレスを経験したあと、戦争の夢をよく見る人がいた。このような場合、夢の感情が理解を助ける鍵となる。戦争は二人にとって、現在の結婚生活を象徴するものなのだ。

人生の重要な出来事が引き起こす激しい感情は、夢のなかで特定のイメージとして現れることがある。二〇〇一年九月一一日の同時多発テロのあとで見られた夢は、飛行機や世界貿易センタービルといった具体的なものよりも、むしろほかの形の脅威として現れることが多かった。COVID-19によるロックダウン(都市封鎖)の際は、ウイルスやパンデミックに関する夢よりも、迷宮のようなスーパーマーケットに閉じ込められるといった夢が多く見られた。

科学文献には、母親が亡くなって一週間後に見たとされる二人の女性の夢が紹介されている。[4] 一人は、家具もなく、ドアや窓が開けっ放しの空っぽの家に風が吹き抜ける夢を見た。もう一人の女性は、家の前に大きな木が倒れる夢を見た。これらの夢は、たぶん彼女たちが抱いた喪失感を表している。空き家や倒木の夢について、ネット上ではさまざまな説明がなされているが、背後にある事情を考えると、彼女たちが夢のなかで悲しみや喪失感を処理していたことに疑いの余地はない。

南アフリカの元大統領で、かつて政治犯とされたネルソン・マンデラも、ロベン島に収監されていたころに母親と長男が死亡したとき、同様の夢をくり返し見たと伝えられている。夢のなかで彼はヨハネスブルグの刑務所から釈放され、閑散とした町を歩き、数時間かけてソウェト［アパルトヘイト時代の非白人居住区］の自宅にたどり着いたが、その家はまるで「幽霊屋敷のようで、すべてのドアと窓が開いたまま、もぬけの殻だった」という。[5]

学校での期末試験に関する典型的な夢をふたたび紹介しよう。そのような夢には、たとえば寝坊して試験に遅刻する、別の教室に入ってしまう、違う科目を勉強していた、裸で試験場に現れる、問題が理解できない言葉で書かれていたというものがある。これらの夢は、実際の試験の前夜に見た場合は、試験に対する不安の表れに過ぎない。しかし、中年になっても見つづけることがある。なぜ学校を卒業して長い時間が経っているにもかかわらず、このような夢を見てしまうのだろうか。そして、なぜこうした人を動揺させる夢が、今もなお重要なのだろうか？

夢の基本的な二つの要素に話を戻そう。まずは、夢のなかの感情とその激しさである。この種の夢は通常、激しい不安や恐怖の感情を引き起こす。二つ目は夢の中心的なイメージである。たとえば、学校の試験がその典型だ。こうした夢は、比喩的なものとしてとらえるのが重要である。あなたがもう学生ではない場合、夢が学校やテストに関連したものである可能性は低い。ベトナム戦争の帰還兵が夫婦間のトラブルに直面したとき戦争の夢を見たように、夢は過去に不安を抱えていた時期を反映しているのかもしれない。

ハーバード大学の心理学者ディードリ・バレットによると、試験とは権威ある人が私たちの成績を評価し、合格か不合格かを決めるものである。夢のなかの試験のイメージは、私たちが日常生活で試されているか、評価されていると感じているものを表しているのかもしれない。もし試験に関連する夢を見たなら、自分が誰かの期待に応えていないと悩んでいないか自問してみるといいだろう。

バレットによると、学校は不安や恐怖だけでなく、恥ずかしさ、ストレス、不甲斐なさなどの強い感情を初めて経験する場所でもある。そう考えると、私たちが年をとっても、学校や試験がいまだに象徴的な意味を持っていることも不思議ではない。夢の機能の一つは、記憶を処理し、新しい経験を古い経験にどう統合すべきかを判断することだ。期末試験に関する夢は、深い不安をもたらした過去の恐怖と比較して、現在の不安がどのくらいなのかを測るのに役立つかもしれない。

夢の意味を理解するには、内省と自己意識が必要である。夢は自分自身を深く見つめるよう促し、私たちは夢が何を伝えようとしているのかを判断することができる。夢の解釈に時間をかけることで、自分の感情に対する理解と受容が深まり、人生についての重要な洞察を得て、大きな幸福感を味わうことができるだろう。

おわりに　夢の並外れた力

二〇一六年、八七歳の男性が転倒してカナダのバンクーバー総合病院に搬送された。男性は病院で発作を起こし、頭部に脳波計（ＥＥＧ）が取りつけられた。医師たちは脳波をモニターし、発作についてくわしく調べようと考えた。すると、驚愕の事実が判明した。

ＥＥＧにつながれたまま、男性の心臓は脈打ち、その後停止した。男性は心肺蘇生措置を望まないとの意思をはっきりと残しており、カルテにもそう記されていたため、医師たちは患者の心臓を再起動させることも蘇生を試みることもしなかった。心臓が停まって身体から血色が抜けていく最期の瞬間も、ＥＥＧは男性の脳活動を記録しつづけた。その間、この亡くなりゆく患者の脳波は驚くべきことを示していた。

それまで医師や研究者のあいだでは、死にゆく脳はほとんど機能せず、その活動もすぐに消滅するものだと長年にわたって信じられていた。これは、ほかの臓器に関してはたしかにそうだった。臓器には徐々に活動が弱まっていくという特徴があった。

しかし男性の場合、心臓が停止してから三〇秒後もＥＥＧは活発な脳波を示しており、その信号は記憶を呼び覚ますときや夢を見るときに見られるものだった。ほかの報告でも同様の結果が得られており、ここから興味深い可能性が示されている――すなわち、**死そのものが、最後の夢をもたらしているのかもしれない。**私たちは、ただ静かに夜の帳《とばり》に包まれるわけではないのである。

歴史を通じて、夢は超自然的な力の産物とされてきた。神々や精霊が眠っている心に届けるビジョンだとか、自分自身や世界について根源的なことを明らかにするものだと信じられてきた。古代の文化が夢を超自然的なものととらえたのは、あながち間違いではない。実際、夢は私たち全員が持つ超常的な力であり、それぞれが自分のために照らし出す独自の世界なのだ。

現代でも同じである。私たちもまた、夢の力に気づいている。夢は私たちに進化と成長の機会を与えてくれる。人生に意味と豊かさをもたらし、自分自身や他者についての洞察を与え、日中では気づかないことを明らかにし、新たな理解と創造の道へといざなってくれる。夢を見ることで、人生の重要な段階や、その段階における感情豊かな瞬間に意味が与えられる。

夢は脳の感情の中枢を、目覚めているときには体験できないような激しさへと駆り立てる。夜ごとの旅の最中、イマジネーション・ネットワークはかつてないほど活性化し解き放たれる。日常生活では、感情的な脳は効果的な意思決定や生産性の妨げになると考えられがちだ。しかし実際には、最良の意思決定には感情が欠かせない。感情がなければ、社会的な関係や状況の認識が難しくなる。感情をつかさどる大脳辺縁系が損傷すると、意思決定に苦労することになる。つまり、夢のなかでしか起こらない過度に感情的な体験は、内省と理解への独自の入口を提供してくれているのかもしれないのだ。

私たちの脳から生まれる意識と自我は、夜になると日常の制約から解放される。この本の目的は、夢を見る脳についての知識を得ることだけでなく、もっとも重要なこと、すなわち、睡眠と覚醒のさまざまな関係を探求することにある。夢を見ている自分と目覚めている自分は、決して隔てられた存在ではない。それらは相互に絡み合っており、その仕組みを理解することで、私たちは夢の力をより深く理解できるようになる。

夢は私たちに、思考、感情、本能を多様化させる精神的な能力を与えてくれる。夢を通じて過ごす人生は、私たちが可能だと考える範囲を広げてくれる。その自由な状況のなかで、夢は進化における重要な利点、すなわち**物事に適応するための心**を与えてくれるのだ。このすぐれた機能は、私たち一人ひとりのシステムに組み込まれている。

現代の神経科学は、脳活動をリアルタイムで追跡するためのツールを大幅に進化させた。

今では、個々のニューロンのレベルで活動を記録することさえできる。だが、夢を見る心という神秘的な存在を追い求める試みの不思議さが損なわれることはない。むしろ、その反対だ。夢をかつてないほど深く理解できるようになったことで、夢の魅力と神秘性はますます際立つようになった。それは数字やデータにまみれたこの世界における、ちょっとした魔法のようなものである。

私は本書を通じて、夢を見る理由やその仕組み、そして私たちが想像もできないほどの複雑さに支配されていることを説明してきた。人間の脳は、どんなに洗練された特殊な方法を用いても、その一端しか見ることができていない。

私自身も外の世界だけでなく、内なる心の世界を航海しようとしている。夢のなかで探索される広大な領域は、おいそれと管理したり軽んじたりできるものではない。そこで明らかにされる意識や認知、感情の複雑さは、私たちの全体像を照らし出す。夢の意味を考えることは、人生の意味を探すことでもある。夢の世界の驚くべき広がりは、もっとも恐ろしい概念から超越的な啓示に至るまで、人間の心からの究極の贈り物であると私は信じている。

謝辞

インスピレーションをもたらし、ビジョンを共有してくれたベネシア・バターフィールド。見事に編集をこなし、本書の重要性を信じてくれたニーナ・ロドリゲス＝マーティ。アイデアを構想から実現へと導き、重要でありながら見過ごされがちな数多くの手順を踏んでくれたアンナ・アルジェニオ。バトンをつなぎ、原稿をよりよいものに仕上げてくれたバネッサ・ファン。編集長として重要な役割を果たしてくれたローリー・イップ・フン・チュン。イギリスやそのほかの場所で本書をきわめて好意的に紹介してくれたアリス・デューイングとアニア・ゴードン。アメリカでのメディアの露出を優先的に進め、普及に努めてくれたジュリア・フォークナー。アメリカでのマーケティングを丁寧に進めてくれたレイブン・ロス。本書の価値を世に知らしめてくれたアメリア・エヴァンズ、モニク・コーレス、そしてペンギンのライツ部門のみなさん。力強く後押ししてくれたリチャード・キルガリフ。本の構成を手伝ってくれたデイヴィッド・スティーン・マーティン。すべての人に、心から感謝の意を伝えたい。

私たちがどんな夢をどのようにして見るのか、その深層を探るには、これまで報告書や出版物、科学がカバーしきれなかった私たちの人間性という広範なテーマがあること、さらには重要な物語がまだ語られずにいることを認識しなければならない。多様な声を受け入れることで得られる貴重な知見が、科学界に取り入れられることを願うばかりだ――そうすれば、私たちが夢を見る理由についての理解が深まるだろう。私の夢と同じように、この本もまた、一〇〇パーセント人間が生み出したものである。

Dreaming, 2018
11 "The Dreaming Mind: Waking the Mysteries of Sleep," World Science Festival, youtube.com
12 Stumbrys, Tadas, and Daniels, Michael, "An Exploratory Study of Creative Problem Solving in Lucid Dreams: Preliminary Findings and Methodological Considerations," *International Journal of Dream Research*, November 2010
13 "The Dreaming Mind: Waking the Mysteries of Sleep," World Science Festival, youtube.com
14 Konkoly, Karen R., et al., "Real-time Dialogue between Experimenters and Dreamers during REM Sleep," *Current Biology*, April 12, 2021
15 Raduga, Michael, "'I Love You': The First Phrase Detected from Dreams, " *Sleep Science*, 2022

第7章

1 Erlacher, Daniel, Stumbrys, Tadas, and Schredl, Michael, "Frequency of Lucid Dreams and Lucid Dream Practice in German Athletes," *Imagination, Cognition and Personality*, February 2012
2 Cosmic Iron, "Senses Initiated Lucid Dream (SSILD) Official Tutorial," cosmiciron.blogspot.com/2013/01/senses-initiated-lucid-dream-ssild_16.html
3 Appel, Kristoffer, "Inducing Signal-verified Lucid Dreams in 40% of Untrained Novice Lucid Dreamers within Two Nights in a Sleep Laboratory Setting," *Consciousness and Cognition*, August 2020
4 LaBerge, Stephen, LaMarca, Kristen, and Baird, Benjamin, "Pre-sleep Treatment with Galantamine Stimulates Lucid Dreaming: A Double-blind, Placebo-controlled, Crossover Study," *PLOS One*, 2018
5 LaBerge, Stephen, and Levitan, Lynn, "Validity Established of DreamLight Cues for Eliciting Lucid Dreaming," *Dreaming*, 1995
6 Mota-Rolim, Sérgio A. et al., "Portable Devices to Induce Lucid Dreams—Are They Reliable?," *Frontiers in Neuroscience*, May 8, 2019

第8章

1 "Yukiyasu Kamitani (Kyoto University), Deep Image Reconstruction from the Human Brain," youtube.com
2 Huth, Alexander G., et al., "Natural Speech Reveals the Semantic Maps That Tile Human Cerebral Cortex," *Nature*, April 27, 2016
3 Popham, Sarah F., et al., "Visual and Linguistic Semantic Representations Are Aligned at the Border of Human Visual Cortex," *Nature Neuroscience*, November 2021
4 Shanahan, Laura K., et al., "Odor-evoked Category Reactivation in Human Ventromedial Prefrontal Cortex during Sleep Promotes Memory Consolidation," *Neuroscience*, December 18, 2018
5 Arzi, Anat, et al., "Olfactory Aversive Condition during Sleep Reduces Cigarette-smoking Behavior," *The Journal of Neuroscience*, November 12, 2014
6 Mahdavi, Mehdi, Fatehi-Rad, Navid, and Barbosa, Belem, "The Role of Dreams of Ads in Purchase Intention," *Dreaming*, 2019
7 Ai, Sizhi, et al., "Promoting Subjective Preferences in Simple Economic Choices during Nap," *eLife*, December 6, 2018
8 *The Risks and Challenges of Neurotechnologies for Human Rights*, UNESCO, 2023
9 "Rafael Yuste: 'Let's Act Before It's Too Late'," en.unesco.org/courier/2022-1/rafael-yuste-lets-act-its-too-late, 2022

第9章

1 Malinowski, Josie, and Horton, C. L., "Dreams Reflect Nocturnal Cognitive Processes: Early-night Dreams Are More Continuous with Waking Life, and Late-night Dreams Are More Emotional and Hyperassociative," *Consciousness and Cognition*, 2021
2 Hartmann, Ernest, "The Underlying Emotion and the Dream: Relating Dream Imagery to the Dreamer's Underlying Emotion Can Help Elucidate the Nature of Dreaming," *International Review of Neurobiology*, 2010
3 Breger, L., Hunter, I., and Lane, R., "The Effect of Stress on Dreams," *Psychological Issues*, 1971
4 Hartmann, Ernest, "The Underlying Emotion and the Dream: Relating Dream Imagery to the Dreamer's Underlying Emotion Can Help Elucidate the Nature of Dreaming," *International Review of Neurobiology*, 2010
5 Truscott, Ross, "Mandela's Dreams," africasacountry.com/2018/11/mandelas-dreams, November 15, 2018

solving," *Annals of the New York Academy of Sciences*, June 22, 2017

7 "BAFTA Screenwriters' Lecture Series," September 30, 2011, youtube.com

8 Dalí, Salvador, *50 Secrets of Magic Craftsmanship* (transl. by H. Chevalier), Dover, 1992（サルヴァドール・ダリ『ダリ私の50の秘伝：画家を志す者よ、ただ絵を描きたまえ！』音土知花訳、マール社、2009年）

9 Lacaux, Célia, et al., "Sleep Onset Is a Creative Sweet Spot," *Science Advances*, December 8, 2021

10 Horowitz, Adam Haar, et al., "Dormio: A Targeted Dream Incubation Device," *Consciousness and Cognition*, August 2020

第5章

1 Kasatkin, Vasily, *A Theory of Dreams*, lulu.com, May 27, 2014

2 Rozen, Naama, and Soffer-Dudek, Nirit, "Dreams of Teeth Falling Out: An Empirical Investigation of Physiological and Psychological Correlates," *Frontiers in Psychology*, September 26, 2018

3 Cartwright, Rosalind, "Dreams and Adaptation to Divorce," in *Trauma and Dreams*, ed. Deirdre Barrett, Harvard University Press, 1996, pp. 179-185

4 Hill, Clara, and Knox, Sarah, "The Use of Dreams in Modern Psychotherapy," *International Review of Neurobiology*, 2010

5 Duffey, Thelma H., et al., "The Effects of Dream Sharing on Marital Intimacy and Satisfaction," *Journal of Couple & Relationship Therapy*, September 25, 2008

6 DeHart, Dana, "Cognitive Restructuring Through Dreams and Imagery: Descriptive Analysis of a Women's Prison-based Program," *Journal of Offender Rehabilitation*, December 22, 2009

7 Blagrove, Mark, et al., "Testing the Empathy Theory of Dreaming: The Relationships between Dream Sharing and Trait and State Empathy," *Frontiers in Psychology*, June 20, 2019

8 Ullman, Montague, "The Experiential Dream Group: Its Application in the Training of Therapists," *Dreaming*, December 1994

9 Cartwright, Rosalind, et al., "REM Sleep Reduction, Mood Regulation and Remission in Untreated Depression," *Psychiatry Research*, December 1, 2003

10 da Silva, Thiago Rovai, and Nappo, Solange Aparecida, "Crack Cocaine and Dreams: The View of Users," *Ciencia & Saude Coletiva*, March 24, 2019

11 "The Dreaming Mind: Waking the Mysteries of Sleep," World Science Festival, November 17, 2022, youtube.com

12 van der Kolk, Bessel, *The Body Keeps the Score: Brain, Mind, and Body in the Healing of Trauma*, Viking, 2014（ベッセル・ヴァン・デア・コーク『身体はトラウマを記録する―脳・心・体のつながりと回復のための手法』柴田裕之訳、紀伊國屋書店、2016年）

13 Hartmann, Ernest, "Nightmare after Trauma as Paradigm for All Dreams: A New Approach to the Nature and Functions of Dreaming," *Psychiatry: Interpersonal and Biological Processes*, 1998

14 Li, Hao, et al., "Neurotensin Orchestrates Valence Assignment in the Amygdala," *Nature*, August 18, 2022

第6章

1 Hearne, Keith M. T., "Lucid Dreams: An Electrophysiological and Psychological Study," doctoral thesis, University of Liverpool, May 1978

2 Worsley, Alan, "Alan Worsley's Work on Lucid Dreaming," *Lucidity Letter*, 1991

3 Hearne, Keith M. T., *The Dream Machine: Lucid Dreams and How to Control Them*, Aquarian Press, 1990

4 Mallett, Remington, "Partial Memory Reinstatement while (Lucid) Dreaming to Change the Dream Environment," *Consciousness and Cognition*, 2020

5 LaBerge, Stephen, "Lucid Dreaming and the Yoga of the Dream State: A Psychophysiological Perspective," in *Buddhism and Science: Breaking New Ground*, ed. B. A. Wallace, Columbia University Press, 2003, p.233

6 "Lucid Dreaming with Ursula Voss," Science & Cocktails, youtube.com

7 Zhunusova, Zanna, Raduga, Michael, and Shashkov, Andrey, "Overcoming Phobias by Lucid Dreaming," *Psychology of Consciousness: Theory, Research, and Practice*, 2022

8 Erlacher, Daniel, Stumbrys, Tadas, and Schredl, Michael, "Frequency of Lucid Dreams and Lucid Dream Practice in German Athletes," *Imagination, Cognition and Personality*, February 2012

9 Schädlich, Melanie, Erlacher, Daniel, and Schredl, Michael, "Improvement of Darts Performance following Lucid Dream Practice Depends on the Number of Distractions while Rehearsing within the Dream—A Sleep Laboratory Pilot Study," *Journal of Sports Sciences*, December 22, 2016

10 Schädlich, Melanie, and Erlacher, Daniel, "Lucid Music—A Pilot Study Exploring the Experiences and Potential of Music-making in Lucid Dreams,"

原注

はじめに

1 Byron, George Gordon, Lord, "The Dream," public-domain-poetry.com/george-gordon-byron/dream-10617

第1章

1 Pace-Schott, Edward F., "Dreaming as a Storytelling Instinct," *Frontiers in Psychology*, April 2, 2013

2 Hall, Calvin S., and Van de Castle, Robert L., *The Content Analysis of Dreams*, Appleton-Century-Crofts, 1966

3 Domhoff, William, and Schneider, Adam, "Are Dreams Social Simulations? Or Are They Enactments of Conceptions and Personal Concerns? An Empirical and Theoretical Comparison of Two Dream Theories," *Dreaming*, 2018

4 Bowe-Anders, Constance, et al., "Effects of Goggle-altered Color Perception on Sleep," *Perceptual and Motor Skills*, February 1974

5 De Koninck, Joseph et al., "Vertical Inversion of the Visual Field and REM Sleep Mentation," *Journal of Sleep Research*, March 1996

6 Arnulf, Isabelle, et al., "Will Students Pass a Competitive Exam That They Failed in Their Dreams?," *Consciousness and Cognition*, October 2014

7 van der Helm, Els, et al., "REM Sleep Depotentiates Amygdala Activity to Previous Emotional Experiences," *Current Biology*, December 6, 2011

8 Cartwright, Rosalind, et al., "Broken Dreams: A Study of the Effects of Divorce and Depression on Dream Content," *Psychiatry*, 1984

9 Flinn, Mark V., "The Creative Neurons," *Frontiers in Psychology*, November 22, 2021

10 Hoel, Erik, "The Overfitted Brain: Dreams Exist to Assist Generalization," *Patterns*, May 14, 2021

第2章

1 "Nightmare on Science Street," *Science Vs* podcast, June 9, 2022

2 Elder, Rachel, "Speaking Secrets: Epilepsy, Neurosurgery, and Patient Testimony in the Age of the Explorable Brain, 1934-1960," *Bulletin of the History of Medicine*, Winter 2015

3 Hublin, Christer, et al., "Nightmares: Familial Aggregation and Association with Psychiatric Disorders in a Nationwide Twin Cohort," *American Journal of Medical Genetics*, October 25, 2002

4 Moore, Rebecca S., et al., "Piwi/PRG-1 Argonaute and TGF- β Mediate Transgenerational Learned Pathogenic Avoidance," *Cell*, June 13, 2019

5 Arzy, Shahar, et al., "Induction of an Illusory Shadow Person," *Nature*, September 2006

6 Krakow, Barry, et al., "Imagery Rehearsal Therapy for Chronic Nightmares in Sexual Assault Survivors with Posttraumatic Stress Disorder: A Randomized Controlled Trial," *Journal of the American Medical Association*, August 1, 2001

第3章

1 Quiroga, Rodrigo Quian, "Single-neuron Recordings in Epileptic Patients," *Advances in Clinical Neuroscience and Rehabilitation*, July/August 2009

2 DreamBank.net, a searchable collection of more than 20,000 dream reports

3 Chen, Wanzhen, et al., "Development of a Structure-validated Sexual Dream Experience Questionnaire (SDEQ) in Chinese University Students," *Comprehensive Psychiatry*, January 2015

4 Selterman, Dylan F., et al., "Dreaming of You: Behavior and Emotion in Dreams of Significant Others Predict Subsequent Relational Behavior," *Social Psychological and Personality Science*, May 6, 2013

5 Domhoff, G. William, "Barb Sanders: Our Best Case Study to Date, and One That Can Be Built Upon," dreams.ucsc.edu/Findings/barb_sanders.html, undated

第4章

1 Dement, William, *Some Must Watch While Some Must Sleep*, W. H. Freemont & Co., 1972, pp. 99-101

2 Liu, Siyuan, et al., "Brain Activity and Connectivity during Poetry Composition: Toward a Multidimensional Model of the Creative Process," *Human Brain Mapping*, May 26, 2015

3 Cai, Denise J., et al., "REM, Not Incubation, Improves Creativity by Priming Associative Networks," *Proceedings of the National Academy of Sciences*, June 23, 2009

4 Mason, Robert A., and Just, Marcel Adam, "Neural Representations of Procedural Knowledge," *Psychological Science*, May 12, 2020

5 Hartmann, Ernest, et al., "Who Has Nightmares? The Personality of the Lifelong Nightmare Sufferer," *Archives of General Psychiatry*, January 1987

6 Barrett, Deirdre, "Dreams and Creative Problem-

Yamaoka, Akina, and Yukawa, Shintaro, "Does Mind Wandering during the Thought Incubation Period Improve Creativity and Worsen Mood?" *Psychological Reports*, October 2020

Yamazaki, Risa, et al., "Evolutionary Origin of NREM and REM Sleep," *Frontiers in Psychology*, 2020

Yin, F., et al., "Typical Dreams of 'Being Chased': A Cross-cultural Comparison between Tibetan and Han Chinese Dreamers,"*Dreaming*, 2013

Yu, Calvin Kai-Ching, "Can Students' Dream Experiences Reflect Their Performance in Public Examinations?" *International Journal of Dream Research*, 2016

Yu, Calvin Kai-Ching, "Imperial Dreams and Oneiromancy in Ancient China—We Share Similar Dream Motifs with Our Ancestors Living Two Millennia Ago," *Dreaming*, 2022

Yu, Calvin Kai-Ching, and Fu, Wai, "Sex Dreams, Wet Dreams, and Nocturnal Emissions," *Dreaming*, 2011

Zadra, Antonio, Pilon, Mathieu, and Donderi, Don C., "Variety and Intensity of Emotions in Nightmares and Bad Dreams," *The Journal of Nervous and Mental Disease*, April 2006

Zeman, Adam, et al., "Phantasia—The Psychological Significance of Lifelong Visual Imagery Vividness Extremes," *Cortex*, 2020

Zeman, Adam, MacKisack, Matthew, and Onians, John, "The Eye's Mind—Visual Imagination, Neuroscience and the Humanities," *Cortex*, 2018

Zink, Nicolas, and Pietrowsky, Reinhard,"Relationship between Lucid Dreaming, Creativity and Dream Characteristics," *International Journal of Dream Research*, 2013

Depression and Anxiety, 2013

van Rijn, Elaine, et al., "Daydreams Incorporate Recent Waking Life Concerns but Do Not Show Delayed ('Dream-lag') Incorporations," *Consciousness and Cognition*, 2018

van Rijn, Elaine, et al., "The Dream-lag Effect: Selective Processing of Personally Significant Events during Rapid Eye Movement Sleep, but Not during Slow Wave Sleep," *Neurobiology of Learning and Memory*, 2015

Versace, Francesco, et al., "Brain Responses to Erotic and Other Emotional Stimuli in Breast Cancer Survivors with and without Distress about Low Sexual Desire: A Preliminary fMRI Study," *Brain Imaging and Behavior*, December 2013

Vetrugno, Roberto, Arnulf, Isabelle, and Montagna, Pasquale, "Disappearance of 'Phantom Limb' and Amputated Arm Usage during Dreaming in REM Sleep Behaviour Disorder," *British Medical Journal Case Reports*, 2009

Vicente, Raul, et al., "Enhanced Interplay of Neuronal Coherence and Coupling in the Dying Human Brain," *Frontiers in Aging Neuroscience*, February 22, 2022

Vignal, Jean-Pierre, et al., "The Dreamy State: Hallucinations of Autobiographic Memory Evoked by Temporal Lobe Stimulations and Seizures," *Brain*, 2007

Vitali, Helene, et al., "The Vision of Dreams: From Ontogeny to Dream Engineering in Blindness," *Journal of Clinical Sleep Medicine*, August 1, 2022

Voss, Ursula, et al., "Induction of Self Awareness in Dreams Through Frontal Low Current Stimulation of Gamma Activity," *Nature Neuroscience*, 2014

Voss, Ursula, et al., "Lucid Dreaming: A State of Consciousness with Features of Both Waking and Non-lucid Dreaming," *Sleep*, 2009

Voss, Ursula, et al., "Waking and Dreaming: Related but Structurally Independent. Dream Reports of Congenitally Paraplegic and Deaf-Mute Persons," *Consciousness and Cognition*, 2011

Walker, Matthew P., "Sleep-dependent Memory Processing," *Harvard Review of Psychiatry*, 2008

Wamsley, Erin, "Dreaming and Offline Memory Consolidation," *Current Neurology and Neuroscience Reports*, 2014

Wamsley, Erin, et al., "Delusional Confusion of Dreaming and Reality in Narcolepsy," *Sleep*, February 2014

Wang, Jia Xi, et al., "A Paradigm for Matching Waking Events into Dream Reports," *Frontiers in Psychology*, July 3, 2020

Wang, Jia Xi, and Shen, He Yong, "An Attempt at Matching Waking Events into Dream Reports by Independent Judges," *Frontiers in Psychology*, April 6, 2018

Ward, Amanda M., "A Critical Evaluation of the Validity of Episodic Future Thinking: A Clinical Neuropsychology Perspective," *Neuropsychology*, 2016

Wassing, Rick, et al., "Restless REM Sleep Impedes Overnight Amygdala Adaptation," *Current Biology*, 2019

Watanabe, Takamitsu, "Causal Roles of Prefrontal Cortex during Spontaneous Perceptual Switching Are Determined by Brain State Dynamics," *eLife*, 2021

Waters, Flavie, Barnby, Joseph M., and Blom, Jan Dirk, "Hallucination, Imagery, Dreaming: Reassembling Stimulus-independent Perceptions Based on Edmund Parish's Classic Misperception Framework," *Philosophical Transactions of the Royal Society*, 2020

Waters, Flavie, et al., "What Is the Link between Hallucinations, Dreams, and Hypnagogic-Hypnopompic Experiences?" *Schizophrenia Bulletin*, 2016

Watkins, Nicholas W., "(A)phantasia and Severely Deficient Autobiographical Memory: Scientific and Personal Perspectives," *Cortex*, 2018

Wicken, Marcus, Keogh, Rebecca, and Pearson, Joel, "The Critical Role of Mental Imagery in Human Emotion: Insights from Fear-based Imagery and Aphantasia," *Proceedings of the Royal Society B*, 2021

Windt, Jennifer M., and Noreika, Valdas, "How to Integrate Dreaming into a General Theory of Consciousness—A Critical Review of Existing Positions and Suggestions for Future Research," *Consciousness and Cognition*, 2011

Winlove, Crawford I. P., et al., "The Neural Correlates of Visual Imagery: A Co-ordinate-based Meta-analysis," *Cortex*, 2018

Wittmann, Lutz, Schredl, Michael, and Kramer, Milton, "Dreaming in Posttraumatic Stress Disorder: A Critical Review of Phenomenology, Psychophysiology and Treatment," *Psychotherapy and Psychosomatics*, 2007

Wright, Scott T., et al., "The Impact of Dreams of the Deceased on Bereavement: A Survey of Hospice Caregivers," *American Journal of Hospice and Palliative Medicine*, 2014

Wyatt, Richard J., et al., "Total Prolonged Drug-induced REM Sleep Suppression in Anxious-depressed Patients," *Archives of General Psychiatry*, 1971

Lucid Dreams and Their Effects on the Mood Upon Awakening," *International Journal of Dream Research*, 2016

Stumbrys, Tadas, Erlacher, Daniel, and Schredl, Michael, "Effectiveness of Motor Practice in Lucid Dreams: A Comparison with Physical and Mental Practice," *Journal of Sports Sciences*, 2016

Stumbrys, Tadas, Erlacher, Daniel, and Schredl, Michael, "Testing the Involvement of the Prefrontal Cortex in Lucid Dreaming: A tDCS Study," *Consciousness and Cognition*, 2013

Stumbrys, Tadas, et al., "Induction of Lucid Dreams: A Systematic Review of Evidence," *Consciousness and Cognition*, 2012

Stumbrys, Tadas, et al., "The Phenomenology of Lucid Dreaming: An Online Survey," *The American Journal of Psychology*, Summer 2014

Suarez, Ralph O., et al., "Contributions to Singing Ability by the Posterior Portion of the Superior Temporal Gyrus of the Non-language-dominant Hemisphere: First Evidence from Subdural Cortical Stimulation, Wada Testing, and fMRI," *Cortex*, 2010

Szabadi, Elemer, Reading, Paul James, and Pandi-Perumal, Seithikurippu R., "Editorial: The Neuropsychiatry of Dreaming: Brain Mechanisms and Clinical Presentations," *Frontiers in Neurology*, March 25, 2021

Szczepanski, Sara, and Knight, Robert, "Insights into Human Behavior from Lesions to the Prefrontal Cortex," *Neuron*, September 3, 2014

Tallon, Kathleen, et al., "Mental Imagery in Generalized Anxiety Disorder: A Comparison with Healthy Control Participants," *Behaviour Research and Therapy*, 2020

Tan, Shuyue, and Fan, Jialin, "A Systematic Review of New Empirical Data on Lucid Dream Induction Techniques," *Journal of Sleep Research*, November 21, 2022

Titus, Caitlin E., et al., "What Role Do Nightmares Play in Suicide? A Brief Exploration," *Current Opinion in Psychology*, 2018

Torontali, Zoltan A., et al., "The Sublaterodorsal Tegmental Nucleus Functions to Couple Brain State and Motor Activity during REM Sleep and Wakefulness," *Current Biology*, November 18, 2019

Tribl, Gotthard G., et al., "Dream Reflecting Cultural Contexts: Comparing Brazilian and German Diary Dreams and Most Recent Dreams," *International Journal of Dream Research*, 2018

Tribl, Gotthard G., Wetter, Thomas C., and Schredl, Michael, "Dreaming Under Antidepressants: A Systematic Review on Evidence in Depressive Patients and Healthy Volunteers," *Sleep Medicine Reviews*, 2013

Trottia, Lynn Marie, et al., "Cerebrospinal Fluid Hypocretin and Nightmares in Dementia Syndromes," *Dementia and Geriatric Cognitive Disorders Extra*, 2021

Tselebis, Athanasios, Zoumakis, Emmanouil, and Ilias, Ioannis, "Dream Recall/Affect and the Hypothalamic-Pituitary-Adrenal Axis," *Clocks & Sleep*, July 22, 2021

Uguccioni, Ginevra, et al., "Fight or Flight? Dream Content during Sleepwalking/Sleep Terrors vs Rapid Eye Movement Sleep Behavior Disorder," *Sleep Medicine*, 2013

Uitermarkt, Brandt, et al., "Rapid Eye Movement Sleep Patterns of Brain Activation and Deactivation Occur within Unique Functional Networks," *Human Brain Mapping*, June 23, 2020

Ünal, Gülten, and Hohenberger, Annette,"The Cognitive Bases of the Development of Past and Future Episodic Cognition in Preschoolers," *Journal of Experimental Child Psychology*, June 20, 2017

Vaca, Guadalupe Fernández-Baca, et al., "Mirth and Laughter Elicited during Brain Stimulation," *Epileptic Disorders*, 2011

Vaillancourt-Morel, Marie-Pier, et al.,"Targets of Erotic Dreams and Their Associations with Waking Couple and Sexual Life," *Dreaming*, 2021

Vallat, Raphael, et al., "High Dream Recall Frequency Is Associated with Increased Creativity and Default Mode Network Connectivity," *Nature and Science of Sleep*, February 22, 2022

Valli, Katja and Revonsuo, Antti, "The Threat Simulation Theory in Light of Recent Empirical Evidence: A Review," *The American Journal of Psychology*, 2009

Valli, Katja, et al., "Dreaming Furiously? A Sleep Laboratory Study on the Dream Content of People with Parkinson's Disease and with or without Rapid Eye Movement Sleep Behavior Disorder," *Sleep Medicine*, 2015

Valli, Katja, et al., "The Threat Simulation Theory of the Evolutionary Function of Dreaming: Evidence from Dreams of Traumatized Children," *Consciousness and Cognition*, 2005

van Gaal, Simon, et al., "Unconscious Activation of the Prefrontal No-go Network," *The Journal of Neuroscience*, March 17, 2010

van Liempt, Saskia, et al., "Impact of Impaired Sleep on the Development of PTSD Symptoms in Combat Veterans: A Prospective Longitudinal Cohort Study,"

Hypothesis," *Science*, 2001

Sikka, Pilleriin, et al., "EEG Frontal Alpha Asymmetry and Dream Affect: Alpha Oscillations Over the Right Frontal Cortex during REM Sleep and Presleep Wakefulness Predict Anger in REM Sleep Dreams," *The Journal of Neuroscience*, June 12, 2019

Simard, Valérie, et al., "Longitudinal Study of Bad Dreams in Preschool-aged Children: Prevalence, Demographic Correlates, Risk and Protective Factors," *Sleep*, 2008

Simor, Péter, et al.,"Electroencephalographic and Autonomic Alterations in Subjects with Frequent Nightmares during Pre- and Post-REM Periods," *Brain and Cognition*, 2014

Simor, Péter, et al., "Impaired Executive Functions in Subjects with Frequent Nightmares as Reflected by Performance in Different Neuropsychological Tasks," *Brain and Cognition*, 2012

Singh, Arun, et al., "Evoked Midfrontal Activity Predicts Cognitive Dysfunction in Parkinson's Disease," *MedRxIV*, 2022

Singh, Shantanu, et al., "Parasomnias: A Comprehensive Review," *Cureus*, December 31, 2018

Smallwood, Jonathan, and Schooler, Jonathan W., "The Science of Mind Wandering: Empirically Navigating the Stream of Consciousness," *Annual Review of Psychology*, 2015

Smith, Carlyle, and Newfield, Donna-Marie, "Content Analysis of the Dreams of a Medical Intuitive," *Explore*, 2022

Smith, R. C., "A Possible Biologic Role of Dreaming," *Psychotherapy and Psychosomatics*, 1984

Smith, R. C., "Do Dreams Reflect a Biological State?" *The Journal of Nervous and Mental Disease*, 1987

Solms, Mark, "Dreaming and REM Sleep Are Controlled by Different Brain Mechanisms," *Behavioral and Brain Sciences*, 2000

Solomonova, Elizaveta, et al., "Stuck in a Lockdown: Dreams, Bad Dreams, Nightmares, and Their Relationship to Stress, Depression and Anxiety during the COVID-19 Pandemic," *PLOS One*, November 24, 2021

Song, Tian-He, et al., "Nightmare Distress as a Risk Factor for Suicide among Adolescents with Major Depressive Disorder," *Nature and Science of Sleep*, September 2022

Spanò, Goffredina, et al., "Dreaming with Hippocampal Damage," *eLife*, 2020

Sparrow, Gregory, et al., "Exploring the Effects of Galantamine Paired with Meditation and Dream Reliving on Recalled Dreams: Toward an Integrated Protocol for Lucid Dream Induction and Nightmare Resolution," *Consciousness and Cognition*, 2018

Speth, Jana, Frenzel, Clemens, and Voss, Ursula, "A Differentiating Empirical Linguistic Analysis of Dreamer Activity in Reports of EEG-controlled REM-dreams and Hypnagogic Hallucinations," *Consciousness and Cognition*, 2013

Spoormaker, Victor I., "A Cognitive Model of Recurrent Nightmares," *International Journal of Dream Research*, 2008

Spoormaker, Victor I., and van den Bout, Jan,"Lucid Dreaming Treatment for Nightmares: A Pilot Study," *Psychotherapy and Psychosomatics*, 2006

Spoormaker, Victor I., Schredl, Michael, and van den Bout, Jan, "Nightmares: From Anxiety Symptom to Sleep Disorder," *Sleep Medicine Reviews*, 2006

Spoormaker, Victor I., van den Bout, Jan, and Meijer, Eli J. G., "Lucid Dreaming Treatment for Nightmares: A Series of Cases," *Dreaming*, 2003

Sridharan, Devarajan, Levitin, Daniel J., and Menon, Vinod, "A Critical Role for the Right Fronto-insular Cortex in Switching between Central-executive and Default-mode Networks," *Proceedings of the National Academy of Sciences*, August 26, 2008

Stallman, Helen M., Kohler, Mark, and White, Jason, "Medication Induced Sleepwalking: A Systematic Review," *Sleep Medicine Reviews*, 2018

Staunton, Hugh, "The Function of Dreaming," *Reviews in the Neurosciences*, 2001

Sterpenich, Virginie, et al., "Fear in Dreams and in Wakefulness: Evidence for Day/Night Affective Homeostasis," *Human Brain Mapping*, 2020

Stickgold, Robert, Zadra, Antonio, and Haar, AJH, "Advertising in Dreams Is Coming: Now What?" *DxE*, June 8, 2021

Stocks, Abigail, et al., "Dream Lucidity Is Associated with Positive Waking Mood," *Consciousness and Cognition*, 2020

Stuck, B. A., et al., "Chemosensory Stimulation during Sleep—Arousal Responses to Gustatory Stimulation," *Neuroscience*, 2016

Stumbrys, Tadas, "The Luminous Night of the Soul: The Relationship between Lucid Dreaming and Spirituality," *International Journal of Transpersonal Studies*, 2021

Stumbrys, Tadas, and Daniels, Michael, "An Exploratory Study of Creative Problem Solving in Lucid Dreams: Preliminary Findings and Methodological Considerations," *International Journal of Dream Research*, 2010

Stumbrys, Tadas, and Erlacher, Daniel, "Applications of

Schredl, Michael, "Characteristics and Contents of Dreams," *International Review of Neurobiology*, 2010

Schredl, Michael, "Dreams in Patients with Sleep Disorders," *Sleep Medicine Reviews*, 2009

Schredl, Michael, "Explaining the Gender Difference in Nightmare Frequency," *The American Journal of Psychology*, 2014

Schredl, Michael, "Nightmares as a Paradigm for Studying the Effects of Stressors," *Sleep*, July 2013

Schredl, Michael, "Nightmare Frequency and Nightmare Topics in a Representative German Sample," *European Archives of Psychiatry and Clinical Neuroscience*, 2010

Schredl, Michael, "Reminiscences of Love: Former Romantic Partners in Dreams," *International Journal of Dream Research*, 2018

Schredl, Michael, and Bulkeley, Kelly, "Dreaming and the COVID-19 Pandemic: A Survey in a U.S. Sample," *Dreaming*, 2020

Schredl, Michael, and Erlacher, Daniel, "Fever Dreams: An Online Study," *Frontiers in Psychology*, January 28, 2020

Schredl, Michael, and Erlacher, Daniel, "Relation between Waking Sport Activities, Reading, and Dream Content in Sport Students and Psychology Students," *The Journal of Psychology*, 2008

Schredl, Michael, and Göritz, Anja S., "Nightmares, Chronotype, Urbanicity, and Personality: An Online Study," *Clocks & Sleep*, 2020

Schredl, Michael, and Göritz, Anja S., "Nightmare Themes: An Online Study of Most Recent Nightmares and Childhood Nightmares," *Journal of Clinical Sleep Medicine*, March 15, 2018

Schredl, Michael, and Mathes, Jonas, "Are Dreams of Killing Someone Related to Waking-life Aggression?" *Dreaming*, September 2014

Schredl, Michael, and Reinhard, Iris, "Gender Differences in Nightmare Frequency: A Meta-analysis," *Sleep Medicine Reviews*, 2011

Schredl, Michael, and Wood, Lara, "Partners and Ex-partners in Dreams: A Diary Study," *Clocks & Sleep*, May 26, 2021

Schredl, Michael, et al., "Dream Recall, Nightmare Frequency, and Nocturnal Panic Attacks in Patients with Panic Disorder," *The Journal of Nervous and Mental Disease*, August 2001

Schredl, Michael, et al., "Dreaming about Cats: An Online Survey," *Dreaming*, September 13, 2021

Schredl, Michael, et al., "Erotic Dreams and Their Relationship to Waking-life Sexuality," *Sexologies*, June 24, 2008

Schredl, Michael, et al., "Information Processing during Sleep: The Effect of Olfactory Stimuli on Dream Content and Dream Emotions," *Journal of Sleep Research*, 2009

Schredl, Michael, et al., "Nightmare Frequency in Last Trimester of Pregnancy," *BMC Pregnancy and Childbirth*, 2016

Schredl, Michael et al., "Work-related Dreams: An Online Survey," *Clocks & Sleep*, 2020

Schredl, Michael, Funhouser, Arthur, and Arn, Nichole, "Dreams of Truck Drivers: A Test of the Continuity Hypothesis of Dreaming," *Imagination, Cognition and Personality*, 2005

Schwartz, Sophie, Clerget, Alice, and Perogamvros, Lampros, "Enhancing Imagery Rehearsal Therapy for Nightmares with Targeted Memory Reactivation," *Current Biology*, 2022

Selimbeyoglu, Aslihan, and Parvizi, Josef,"Electrical Stimulation of the Human Brain: Perceptual and Behavioral Phenomena Reported in the Old and New Literature," *Frontiers in Human Neuroscience*, May 31, 2010

Selterman, Dylan, Apetroaia, Adela, and Waters, Everett, "Script-like Attachment Representations in Dreams Containing Current Romantic Partners," *Attachment & Human Development*, 2012

Selterman, Dylan, et al., "Dreaming of You: Behavior and Emotion in Dreams of Significant Others Predict Subsequent Relational Behavior," *Social Psychological and Personality Science*, 2014

Serpe, Alexis, and DeCicco, Teresa L., "An Investigation into Anxiety and Depression in Dream Imagery: The Issue of Co-morbidity," *International Journal of Dream Research*, 2020

Serper, Zvika, "Kurosawa's 'Dreams': A Cinematic Reflection of a Traditional Japanese Context," *Cinema Journal*, 2001

Sharpless, Brian A., and Doghramji, Karl, "Commentary: How to Make the Ghosts in My Bedroom Disappear? Focused-attention Meditation Combined with Muscle Relaxation(MR Therapy)—A Direct Treatment Intervention for Sleep Paralysis," *Frontiers in Psychology*, April 3, 2017

Shen, Ying, et al., "Emergence of Sexual Dreams and Emission Following Deep Transcranial Magnetic Stimulation over the Medial Prefrontal and Cingulate Cortices," *CNS & Neurological Disorders—Drug Targets*, 2021

Siclari, Francesca, et al., "The Neural Correlates of Dreaming," *Nature Neuroscience*, April 10, 2017

Siegel, J. M., "The REM Sleep-memory Consolidation

Raichle, Marcus E., et al., "A Default Mode of Brain Function," *Proceedings of the National Academy of Sciences*, January 16, 2001

Ramachandran, V. S., Rogers-Ramachandran, D., and Stewart, M., "Perceptual Correlates of Massive Cortical Reorganization," *Science*, November 13, 1992

Ramezani, Mahtab, et al., "The Impact of Brain Lesions on Sexual Dysfunction in Patients with Multiple Sclerosis: A Systematic Review of Magnetic Resonance Imaging Studies," *Multiple Sclerosis and Related Disorders*, October 31, 2021

Reid, Sandra D., and Simeon, Donald T.,"Progression of Dreams of Crack Cocaine Abusers as a Predictor of Treatment Outcome: A Preliminary Report," *The Journal of Nervous and Mental Disease*, December 2001

Resnick, Jody, et al., "Self-representation and Bizarreness in Children's Dream Reports Collected in the Home Setting," *Consciousness and Cognition*, March 1994

Revonsuo, Antti, "The Reinterpretation of Dreams: An Evolutionary Hypothesis of the Function of Dreaming," *Behavioral and Brain Sciences*, 2000

Rigon, Arianna, et al., "Traumatic Brain Injury and Creative Divergent Thinking," *Brain Injury*, April 2020

Rimsh, A., and Pietrowsky, R., "Analysis of Dream Contents of Patients with Anxiety Disorders and Their Comparison with Dreams of Healthy Participants," *Dreaming*, 2021

Riva, Michele Augusto, et al., "The Neurologist in Dante's *Inferno*," *European Neurology*, April 22, 2015

Rizzolatti, Giacomo, and Arbib, Michael, "Language within Our Grasp," *Trends in Neuroscience*, 1998

Rizzolatti, Giacomo, Fogassi, Leonardo, and Gallese, Vittorio, "Neurophysiological Mechanisms Underlying the Understanding and Imitation of Action," *Nature Reviews Neuroscience*, September 2001

Rosen, Melanie G., "How Bizarre? A Pluralist Approach to Dream Content," *Consciousness and Cognition*, 2018

Ruby, Perrine, et al., "Dynamics of Hippocampus and Orbitofrontal Cortex Activity during Arousing Reactions from Sleep: An Intracranial Electroencephalographic Study," *Human Brain Mapping*, 2021

Russell, Kirsten, et al., "Sleep Problem, Suicide and Self-harm in University Students: A Systematic Review," *Sleep Medicine Reviews*, 2019

Sadavoy, Joel, "Survivors: A Review of the Late-life Effects of Prior Psychological Trauma," *The American Journal of Geriatric Psychiatry*, 1997

Sagnier, S., et al., "Lucid Dreams, an Atypical Sleep Disturbance in Anterior and Mediodorsal Thalamic Strokes," *Revue Neurologique*, 2015

Sanders, K. E. G., et al., "Corrigendum: Targeted Memory Reactivation during Sleep Improves Next-day Problem Solving," *Psychological Science*, 2020

Sándor, Piroska, Szakadát, Sára, and Bódizs, Róbert, "Ontogeny of Dreaming: A Review of Empirical Studies," *Sleep Medicine Reviews*, 2014

Sato, João Ricardo, et al., "Age Effects on the Default Mode and Control Networks in Typically Developing Children," *Journal of Psychiatric Research*, July 18, 2014

Saunders, David T., et al., "Lucid Dreaming Incidence: A Quality Effects Meta-analysis of 50 Years of Research," *Consciousness and Cognition*, 2016

Sbarra, David A., Hasselmo, Karen, and Bourassa, Kyle J., "Divorce and Health: Beyond Individual Differences," *Current Directions in Psychological Science*, 2015

Scarpelli, Serena, et al., "Dreams and Nightmares during the First and Second Wave of the COVID-19 Infection: A Longitudinal Study," *Brain Sciences*, October 20, 2021

Scarpelli, Serena, et al., "Investigation on Neurobiological Mechanisms of Dreaming in the New Decade," *Brain Sciences*, February 11, 2021

Scarpelli, Serena, et al., "Nightmares in People with COVID-19: Did Coronavirus Infect Our Dreams?" *Nature and Science of Sleep*, January 24, 2022

Scarpelli, Serena, et al., "Predicting Dream Recall: EEG Activation during NREM Sleep or Shared Mechanisms with Wakefulness?" *Brain Topography*, April 22, 2017

Scarpelli, Serena, et al., "The Impact of the End of COVID Confinement on Pandemic Dreams, as Assessed by a Weekly Sleep Diary: A Longitudinal Investigation in Italy," *Journal of Sleep Research*, July 20, 2021

Schädlich, Melanie, and Erlacher, Daniel, "Practicing Sports in Lucid Dreams—Characteristics, Effects, and Practical Implications," *Current Issues in Sport Science*, 2018

Schierenbeck, Thomas, et al., "Effect of Illicit Recreational Drugs Upon Sleep: Cocaine, Ecstasy and Marijuana," *Sleep Medicine Reviews*, 2008

Schott, G. D., "Penfield's Homunculus: A Note on Cerebral Cartography," *Journal of Neurology, Neurosurgery and Psychiatry*, April 1993

Condition with a Diverse Cultural Interpretation," *International Journal of Applied and Basic Medical Research*, 2018

Onians, John, "Art, the Visual Imagination and Neuroscience: The Chauvet Cave, Mona Lisa's Smile and Michelangelo's Terribilità," *Cortex*, 2018

Osorio-Forero, Alejandro, et al., "When the Locus Coeruleus Speaks Up in Sleep: Recent Insights, Emerging Perspectives," *International Journal of Molecular Sciences*, 2022

Otaiku, Abidemi I., "Distressing Dreams, Cognitive Decline, and Risk of Dementia: A Prospective Study of Three Population-based Cohorts," *eClinicalMedicine*, September 21, 2022

Otaiku, Abidemi I., "Distressing Dreams and Risk of Parkinson's Disease: A Population-based Cohort Study," *eClinicalMedicine*, June 2022

Otaiku, Abidemi I., "Dream Content Predicts Motor and Cognitive Decline in Parkinson's Disease," *Movement Disorders Clinical Practice*, 2021

Oudiette, Delphine, et al., "Evidence for the Re-enactment of a Recently Learned Behavior during Sleepwalking," *PLOS One*, March 2011

Owczarski, Wojciech, "Dreaming 'the Unspeakable' ? How the Auschwitz Concentration Camp Prisoners Experienced and Understood Their Dreams," *Anthropology of Consciousness*, 2020

Pace-Schott, Edward F., "Dreaming as a Storytelling Instinct," *Frontiers in Psychology*, April 2, 2013

Pace-Schott, Edward F., et al., "Effects of Post-exposure Naps on Exposure Therapy for Social Anxiety," *Psychiatry Research*, October 9, 2018

Pagel, James F., "Post-Freudian PTSD: Breath, the Protector of Dreams," *Journal of Clinical Sleep Medicine*, October 15, 2017

Pagel, James F., "What Physicians Need to Know about Dreams and Dreaming," *Current Opinion in Pulmonary Medicine*, 2012

Pagel, J. F., Kwiatkowski, C., and Broyles, K. E., "Dream Use in Film Making," *Dreaming*, 1999

Paiva, Teresa, Bugalho, Paulo, and Bentes, Carla, "Dreaming and Cognition in Patients with Frontotemporal Dysfunction," *Consciousness and Cognition*, 2011

Palermo, Liana, et al., "Congenital Lack and Extraordinary Ability in Object and Spatial Imagery: An Investigation on Sub-types of Aphantasia and Hyperphantasia," *Consciousness and Cognition*, 2022

Paller, Ken A., Creery, Jessica D., and Schechtman, Eitan, "Memory and Sleep: How Sleep Cognition Can Change the Waking Mind for the Better," *Annual Review of Psychology*, 2021

Parvizi, Josef, "Corticocentric Myopia: Old Bias in New Cognitive Sciences," *Trends in Cognitive Sciences*, 2009

Pearson, Joel, "The Human Imagination: The Cognitive Neuroscience of Visual Mental Imagery," *Nature Reviews Neuroscience*, October 2019

Pearson, Joel, and Westbrook, Fred, "Phantom Perception: Voluntary and Involuntary Nonretinal Vision," *Trends in Cognitive Sciences*, May 2015

Peng, Ke, et al., "Brodmann Area 10: Collating, Integrating and High Level Processing of Nociception and Pain," *Progress in Neurobiology*, December 2017

Perogamvros, L., et al., "Sleep and Dreaming Are for Important Matters," *Frontiers in Psychology*, July 25, 2013

Pesonen, Anu-Katriina, et al., "Pandemic Dreams: Network Analysis of Dream Content during the COVID-19 Lockdown," *Frontiers in Psychology*, October 1, 2020

Picard-Deland, Claudia, et al., "Flying Dreams Stimulated by an Immersive Virtual Reality Task," *Consciousness and Cognition*, 2020

Picard-Deland, Claudia, et al., "The Memory Sources of Dreams: Serial Awakenings across Sleep Stages and Time of Night," *Sleep*, December 3, 2022

Picard-Deland, Claudia, et al., "Whole-body Procedural Learning Benefits from Targeted Memory Reactivation in REM Sleep and Task-related Dreaming," *Neurobiology of Learning and Memory*, 2021

Picchioni, Dante, et al., "Nightmares as a Coping Mechanism for Stress," *Dreaming*, 2002

Plazzi, Giuseppe, "Dante's Description of Narcolepsy," *Sleep Medicine*, 2013

Postuma, Ronald B., et al.,"Antidepressants and REM Sleep Behavior Disorder: Isolated Side Effect or Neurodegenerative Signal?" *Sleep*, 2013

Prince, Luke Y., and Richards, Blake A., "The Overfitted Brain Hypothesis," *Patterns*, May 14, 2021

Puig, M. Victoria, and Gulledge, Allan,"Serotonin and Prefrontal Cortex Function: Neurons, Networks, and Circuits," *Molecular Neurobiology*, 2011

Pyasik, Maria, et al., "Shared Neurocognitive Mechanisms of Attenuating Self-touch and Illusory Self-touch," *Social Cognitive and Affective Neuroscience*, 2019

Radziun, Dominika, and Ehrsson, H. Henrik,"Short-term Visual Deprivation Boosts the Flexibility of Body Representation," *Scientific Reports*, April 19, 2018

Communications, 2022
Mukamel, Roy, and Fried, Itzhak, "Human Intracranial Recordings and Cognitive Neuroscience," *Annual Review of Psychology*, 2012
Mullally, Sinéad L., and Maguire, Eleanor A., "Memory, Imagination, and Predicting the Future: A Common Brain Mechanism?" *The Neuroscientist*, 2014
Muret, Dollyane, et al., "Beyond Body Maps: Information Content of Specific Body Parts Is Distributed across the Somatosensory Homunculus," *Cell Reports*, 2022
Murzyn, Eva, "Do We Only Dream in Colour? A Comparison of Reported Dream Colour in Younger and Older Adults with Different Experiences of Black and White Media," *Consciousness and Cognition*, 2008
Musse, Fernanda Cristina Coelho, et al.,"Mental Violence: The COVID-19 Nightmare," *Frontiers in Psychiatry*, October 30, 2020
Nagy, Tamás, et al., "Frequent Nightmares Are Associated with Blunted Cortisol Awakening Response in Women," *Physiology & Behavior*, 2015
Naiman, Rubin, "Dreamless: The Silent Epidemic of REM Sleep Loss," *Annals of the New York Academy of Sciences*, August 15, 2017
Najam, N., et al., "Dream Content: Reflections of the Emotional and Psychological States of Earthquake Survivors," *Dreaming*, 2006
Nanay, Bence, "Multimodal Mental Imagery," *Cortex*, 2018
Nathan, R. J., Rose-Itkoff, C., and Lord, G., "Dreams, First Memories, and Brain Atrophy in the Elderly," *Hillside Journal of Clinical Psychiatry*, 1981
Neimeyer, Robert A , Torres, Carlos, and Smith, Douglas C., "The Virtual Dream: Rewriting Stories of Loss and Grief," *Death Studies*, 2011
Nemeth, Georgina, "The Route to Recall a Dream: Theoretical Considerations and Methodological Implications," *Psychological Research*, August 12, 2022
Nevin, Remington L., "A Serious Nightmare: Psychiatric and Neurologic Adverse Reactions to Mefloquine Are Serious Adverse Reactions," *Pharmacology Research & Perspectives*, June 5, 2017
Nevin, Remington L., and Ritchie, Elspeth Cameron, "FDA Black Box, VA Red Ink? A Successful Service-connected Disability Claim for Chronic Neuropsychiatric Adverse Effects from Mefloquine," *Federal Practitioner*, 2016
Nicolas, Alain, and Ruby, Perrine M.,"Dreams, Sleep and Psychotropic Drugs," *Frontiers in Neurology*, November 5, 2020
Nielsen, Tore, "Nightmares Associated with the Eveningness Chronotype," *Journal of Biological Rhythms*, February 2010
Nielsen, Tore, "The Stress Acceleration Hypothesis of Nightmares," *Frontiers in Neurology*, June 1, 2017
Nielsen, Tore, and Levin, Ross, "Nightmares: A New Neurocognitive Model," *Sleep Medicine Reviews*, 2007
Nielsen, Tore, and Paquette, Tyna,"Dream-associated Behaviors Affecting Pregnant and Postpartum Women," *Sleep*, 2007
Nielsen, Tore, and Powell, Russell A., "Dreams of the *Rarebit Fiend*: Food and Diet as Instigators of Bizarre and Disturbing Dreams," *Frontiers in Psychology*, February 17, 2015
Nielsen, Tore, et al., "Immediate and Delayed Incorporations of Events into Dreams: Further Replication and Implications for Dream Function," *Journal of Sleep Research*, 2004
Nielsen, Tore, et al., "REM Sleep Characteristics of Nightmare Sufferers before and after REM Sleep Deprivation," *Sleep Medicine*, 2010
Nir, Yuval, and Tononi, Giulio, "Dreaming and the Brain: From Phenomenology to Neurophysiology," *Trends in Cognitive Sciences*, 2010
Nummenmaa, Lauri, et al., "Topography of Human Erogenous Zones," *Archives of Sexual Behavior*, 2016
Nunn, Charles L., and Samson, David R.,"Sleep in a Comparative Context: Investigating How Human Sleep Differs from Sleep in Other Primates," *American Journal of Physical Anthropology*, February 14, 2018
O'Callaghan, Claire, Walpola, Ishan C., and Shine, James M., "Neuromodulation of the Mind-wandering Brain State: The Interaction between Neuromodulatory Tone, Sharp Wave-ripples and Spontaneous Thought," *Philosophical Transactions of the Royal Society*, December 14, 2020
Occhionero, Miranda, and Cicogna, Piera Carla, "Autoscopic Phenomena and One's Own Body Representation in Dreams," *Consciousness and Cognition*, 2011
O'Connor, Alison M., and Evans, Angela D.,"The Role of Theory of Mind and Social Skills in Predicting Children's Cheating," *Journal of Experimental Child Psychology*, 2019
O'Donnell, Caitlin, et al., "The Role of Mental Imagery in Mood Amplification: An Investigation across Subclinical Features of Bipolar Disorders," *Cortex*, 2018
Olunu, Esther, et al., "Sleep Paralysis, a Medical

Awakenings Different from REM Sleep and from Lucid REM Sleep? A Spectral EEG Analysis," *Journal of Clinical Sleep Medicine*, April 1, 2021

Mallett, Remington, "Partial Memory Reinstatement while(Lucid)Dreaming to Change the Dream Environment," *Consciousness and Cognition*, 2020

Manni, R., and Terzaghi, M., "Dreaming and Enacting Dreams in Nonrapid Eye Movement and Rapid Eye Movement Parasomnia: A Step Toward a Unifying View within Distinct Patterns?" *Sleep Medicine*, 2013

Manni, Raffaele, et al., "Hallucinations and REM Sleep Behaviour Disorder in Parkinson's Disease: Dream Imagery Intrusions and Other Hypotheses," *Consciousness and Cognition*, 2011

Maquet, Pierre, "The Role of Sleep in Learning and Memory," *Science*, 2001

Maquet, Pierre, et al., "Functional Neuroanatomy of Human Rapid-eye-movement Sleep and Dreaming," *Nature*, September 12, 1996

Marinelli, Lydia, "Screening Wish Theories: Dream Psychologies and Early Cinema," *Science in Context*, 2006

Mason, Malia F., et al., "Wandering Minds: The Default Network and Stimulus-independent Thought," *Science*, January 19, 2007

McCaig, R. Graeme, et al., "Improved Modulation of Rostrolateral Prefrontal Cortex Using Real-time fMRI Training and Meta-cognitive Awareness," *NeuroImage*, 2011

McCormick, Cornelia, et al., "Mind-wandering in People with Hippocampal Damage," *The Journal of Neuroscience*, March 14, 2018

McCormick, L., et al., "REM Sleep Dream Mentation in Right Hemispherectomized Patients," *Neuropsychologia*, 1997

McKiernan, Kristen A., et al., "Interrupting the 'Stream of Consciousness': An fMRI Investigation," *NeuroImage*, 2006

McNally, Richard J., and Clancy, Susan A.,"Sleep Paralysis, Sexual Abuse, and Space Alien Abduction," *Transcultural Psychiatry*, March 2005

McNamara, Patrick, et al., "Impact of REM Sleep on Distortions of Self-concept, Mood and Memory in Depressed/Anxious Participants," *Journal of Affective Disorders*, 2010

Melzack, Ronald, "Phantom Limbs, the Self and the Brain," *Canadian Psychology*, 1989

Mevel, Katell, et al., "The Default Mode Network in Healthy Aging and Alzheimer's Disease," *International Journal of Alzheimer's Disease*, 2011

Michels, Lars, et al., "The Somatosensory Representation of the Human Clitoris: An fMRI Study," *NeuroImage*, 2010

Mikulincer, Mario, Shaver, Phillip R., and Avihou-Kanza, Neta, "Individual Differences in Adult Attachment Are Systematically Related to Dream Narratives," *Attachment & Human Development*, 2011

Mills, Caitlin, et al., "Is an Off-task Mind a Freely-moving Mind? Examining the Relationship between Different Dimensions of Thought," *Consciousness and Cognition*, 2018

Molendijk, Marc L., et al., "Prevalence Rates of the Incubus Phenomenon: A Systematic Review and Meta-analysis," *Frontiers in Psychiatry*, November 24, 2017

Morewedge, Carey K., and Norton, Michael I.,"When Dreaming Is Believing: The (Motivated) Interpretation of Dreams," *Journal of Personality and Social Psychology*, 2009

Mota, Natália B., et al., "Graph Analysis of Dream Reports Is Especially Informative about Psychosis," *Scientific Reports*, January 15, 2014

Mota, Natália B., et al., "Dreaming during the Covid-19 Pandemic: Computational Assessment of Dream Reports Reveals Mental Suffering Related to Fear of Contagion," *PLOS One*, November 30, 2020

Mota-Rolim, Sérgio A., and Araujo, John F., "Neurobiology and Clinical Implications of Lucid Dreaming," *Medical Hypotheses*, 2013

Mota-Rolim, Sérgio A., de Almondes, Katie M., and Kirov, Roumen, "Editorial: 'Is this a Dream?'—Evolutionary, Neurobiological and Psychopathological Perspectives on Lucid Dreaming," *Frontiers in Psychology*, 2021

Mota-Rolim, Sérgio A., et al., "Different Kinds of Subjective Experience during Lucid Dreaming May Have Different Neural Substrates," *International Journal of Dream Research*, 2010

Mota-Rolim, Sérgio A., et al., "Portable Devices to Induce Lucid Dreaming—Are They Reliable?" *Frontiers in Neuroscience*, May 8, 2019

Mota-Rolim, Sérgio A., et al., "The Dream of God: How Do Religion and Science See Lucid Dreaming and Other Conscious States during Sleep?" *Frontiers in Psychology*, October 6, 2020

Moulton, Samuel T., and Kosslyn, Stephen M., "Imagining Predictions: Mental Imagery as Mental Emulation," *Philosophical Transactions of the Royal Society*, 2008

Moyne, Maëva, et al., "Brain Reactivity to Emotion Persists in NREM Sleep and Is Associated with Individual Dream Recall,"*Cerebral Cortex*

JAMA, 2003

Lancee, Jaap, Spoormaker, Victor I., and van den Bout, Jan, "Nightmare Frequency Is Associated with Subjective Sleep Quality but Not with Psychopathology," *Sleep and Biological Rhythms*, 2010

Lancee, Jaap, et al., "A Systematic Review of Cognitive-behavioral Treatment for Nightmares: Toward a Well-established Treatment," *Journal of Clinical Sleep Medicine*, 2008

Landin-Romero, Ramon, et al., "How Does Eye Movement Desensitization and Reprocessing Therapy Work? A Systematic Review on Suggested Mechanisms of Action," *Frontiers in Psychology*, August 13, 2018

Lansky, Melvin R., "Nightmares of a Hospitalized Rape Victim," *Bulletin of the Menninger Clinic*; Winter 1995

Lara-Carrasco, Jessica, et al., "Overnight Emotional Adaptation to Negative Stimuli Is Altered by REM Sleep Deprivation and Is Correlated with Intervening Dream Emotions," *Journal of Sleep Research*, 2009

Lavie, P., et al., "Localized Pontine Lesion: Nearly Total Absence of REM Sleep," *Neurology*, January 1984

Leary, Eileen B., et al., "Association of Rapid Eye Movement Sleep with Mortality in Middle-aged and Older Adults," *JAMA Neurology*, July 6, 2020

Lee, Seung-Hee, and Dan, Yang,"Neuromodulation of Brain States," *Neuron*, October 4, 2012

Lee, UnCheol, et al., "Disruption of Frontal-Parietal Communication by Ketamine, Propofol, and Sevoflurane," *Anesthesiology*, 2013

Leung, Alexander K. C., and Robson, William Lane M., "Nightmares," *Journal of the American Medical Association*, 1993

Levin, Ross, and Nielsen, Tore, "Nightmares, Bad Dreams, and Emotion Dysregulation: A Review and New Neurocognitive Model of Dreaming," *Current Directions in Psychological Science*, 2009

Levin, Ross, and Nielsen, Tore, "Disturbed Dreaming, Posttraumatic Stress Disorder, and Affect Distress: A Review and Neurocognitive Model," *Psychological Bulletin*, 2007

Lewis, J. E., "Dream Reports of Animal Rights Activists," *Dreaming*, 2008

Li, Yanyan, et al., "Neural Substrates of External and Internal Visual Sensations Induced by Human Intracranial Electrical Stimulation," *Frontiers in Neuroscience*, July 2022

Liddon, Sim C., "Sleep Paralysis and Hypnagogic Hallucinations: Their Relationship to the Nightmare," *Archives of General Psychiatry*, 1967

Lima, Susana Q., "Genital Cortex: Development of the Genital Homunculus," *Current Biology*, 2019

Litz, Brett T., et al., "Predictors of Emotional Numbing in Posttraumatic Stress Disorder," *Journal of Traumatic Stress*, 1997

Liu, Siyuan, et al., "Brain Activity and Connectivity during Poetry Composition: Toward a Multidimensional Model of the Creative Process," *Human Brain Mapping*, May 26, 2015

Liu, Xianchen, et al., "Nightmares Are Associated with Future Suicide Attempt and Non-suicidal Self-injury in Adolescents," *Journal of Clinical Psychiatry*, 2019

Livezey, Jeffrey, Oliver, Thomas, and Cantilena, Louis, "Prolonged Neuropsychiatric Symptoms in a Military Service Member Exposed to Mefloquine," *Drug Safety Case Reports*, 2016

Llewellyn, Sue, "Crossing the Invisible Line: De-differentiation of Wake, Sleep and Dreaming May Engender Both Creative Insight and Psychopathology," *Consciousness and Cognition*, 2016

Llewellyn, Sue, "Dream to Predict? REM Dreaming as Prospective Coding," *Frontiers in Psychology*, January 5, 2016

Llewellyn, Sue, and Desseilles, Martin,"Editorial: Do Both Psychopathology and Creativity Result from a Labile Wake-Sleep-Dream Cycle," *Frontiers in Psychology*, October 20, 2017

Lortie-Lussier, Monique, Schwab, Christine, and De Koninck, Joseph, "Working Mothers versus Homemakers: Do Dreams Reflect the Changing Roles of Women?" *Sex Roles*, May 1985

Lusignan, Félix-Antoine, et al., "Dream Content in Chronically-treated Persons with Schizophrenia," *Schizophrenia Research*, 2009

MacKay, Cassidy, and DeCicco, Teresa L., "Pandemic Dreaming: The Effect of COVID-19 on Dream Imagery, a Pilot Study," *Dreaming*, 2020

MacKisack, Matthew, "Painter and Scribe: From Model of Mind to Cognitive Strategy," *Cortex*, 2018

Maggiolini, Alfio, et al., "Typical Dreams across the Life Cycle," *International Journal of Dream Research*, 2020

Magidov, Efrat, et al., "Near-total Absence of REM Sleep Co-occurring with Normal Cognition: An Update of the 1984 Paper," *Sleep Medicine*, 2018

Mahowald, Mark W., and Schenck, Carlos H., "Insights from Studying Human Sleep Disorders," *Nature*, October 27, 2005

Mainieri, Greta, et al., "Are Sleep Paralysis and False

Lessons from Dreaming," *Frontiers in Psychology*, July 16, 2013

Kahn, David, "Reactions to Dream Content: Continuity and Non-continuity," *Frontiers in Psychology*, December 3, 2019

Kahn, David, and Gover, Tzivia,"Consciousness in Dreams," *International Review of Neurobiology*, 2010

Kahn, David, and Hobson, Allan, "Theory of Mind in Dreaming: Awareness of Feelings and Thoughts of Others in Dreams," *Dreaming*, 2005

Kam, Julia W. Y., Mittner, Matthias, and Knight, Robert T., "Mind-wandering: Mechanistic Insights from Lesion, tDCS, and iEEG," *Trends in Cognitive Sciences*, March 2022

Kay, Kenneth, and Frank, Loren, M., "Three Brain States in the Hippocampus and Cortex," *Hippocampus*, 2019

Kellermann, Natan P. F., "Epigenetic Transmission of Holocaust Trauma: Can Nightmares Be Inherited?" *Israel Journal of Psychiatry and Related Sciences*, 2013

Keogh, Rebecca, and Pearson, Joel, "The Blind Mind: No Sensory Visual Imagery in Aphantasia," *Cortex*, 2018

Khambhati, Ankit N., et al., "Functional Control of Electrophysiological Network Architecture Using Direct Neurostimulation in Humans," *Network Neuroscience*, April 14, 2019

King, David B., DeCicco, Teresa L., and Humphreys, Terry P., "Investigating Sexual Dream Imagery in Relation to Daytime Sexual Behaviours and Fantasies among Canadian University Students," *The Canadian Journal of Human Sexuality*, 2009

Kirmayer, Laurence J., "Nightmares, Neurophenomenology and the Cultural Logic of Trauma," *Culture, Medicine and Psychiatry*, 2016

Kleitman, Nathaniel, "Patterns of Dreaming," *Scientific American*, 1960

Komar, Sierra, "Insomniac Technologies: Sleep Wearables Ensure That You Are Never Really at Rest," *Real Life*, April 21, 2022

König, Nina, and Schredl, Michael, "Music in Dreams: A Diary Study," *Psychology of Music*, 2021

Köthe, Martina, and Pietrowsky, Reinhard,"Behavioral Effects of Nightmares and Their Correlations to Personality Patterns," *Dreaming*, 2001

Koutroumanidis, Michael, et al., "Tooth Brushing-induced Seizures: A Case Report," *Epilepsia*, 2001

Krakow, Barry, and Zadra, Antonio, "Clinical Management of Chronic Nightmares: Imagery Rehearsal Therapy," *Behavioral Sleep Medicine*, 2006

Krakow, Barry, et al., "Nightmare Frequency in Sexual Assault Survivors with PTSD," *Journal of Anxiety Disorders*, 2002

Krishnan, Dolly, "Orchestration of Dreams: A Possible Tool for Enhancement of Mental Productivity and Efficiency," *Sleep and Biological Rhythms*, January 2021

Krone, Lukas, et al., "Top-down Control of Arousal and Sleep: Fundamentals and Clinical Implications," *Sleep Medicine Reviews*, 2017

Kroth, Jerry, et al., "Dream Characteristics of Stock Brokers after a Major Market Downturn," *Psychological Reports*, 2002

Kroth, Jerry, et al., "Dream Reports and Marital Satisfaction," *Psychological Reports*, 2005

Kruger, Tyler B., et al., "Using Deliberate Mind-wandering to Escape Negative Mood States: Implications for Gambling to Escape," *Journal of Behavioral Addictions*, October 2, 2020

Ku, Jeonghun, et al., "Brain Mechanisms Involved in Processing Unreal Perceptions," *NeuroImage*, 2008

Kumar, Santosh, Soren, Subhash, and Chaudhury, Suprakash, "Hallucinations: Etiology and Clinical Implications," *Industrial Psychiatry Journal*, 2009

Kunze, Anna E., Arntz, Arnoud, and Kindt, Merel, "Fear Conditioning with Film Clips: A Complex Associative Learning Paradigm," *Journal of Behavior Therapy and Experimental Psychiatry*, 2015

Kunze, Anna E., et al., "Efficacy of Imagery Rescripting and Imaginal Exposure for Nightmares: A Randomized Wait-list Controlled Trial," *Behaviour Research and Therapy*, 2017

Kussé, Caroline, et al., "Neuroimaging of Dreaming: State of the Art and Limitations," *International Review of Neurobiology*, 2010

Kuzmičová, Anežka,"Presence in the Reading of Literary Narrative: A Case for Motor Enactment," *Semiotica*, 2011

LaBerge, Stephen, Baird, Benjamin, and Zimbardo, Philip G., "Smooth Tracking of Visual Targets Distinguishes Lucid REM Sleep Dreaming and Waking Perception from Imagination," *Nature Communications*, 2018

Lai, George, et al., "Acute Effects and the Dreamy State Evoked by Deep Brain Electrical Stimulation of the Amygdala: Associations of the Amygdala in Human Dreaming, Consciousness, Emotions, and Creativity," *Frontiers in Human Neuroscience*, February 25, 2020

Lakoff, George, "How Metaphor Structures Dreams: The Theory of Conceptual Metaphor Applied to Dream Analysis," *Dreaming*, 1993

Lamberg, Lynne, "Scientists Never Dreamed Finding Would Shape a Half-century of Sleep Research,"

Holzinger, Brigitte, Saletu, Bernd, and Klösch, Gerhard, "Cognitions in Sleep: Lucid Dreaming as an Intervention for Nightmares in Patients with Posttraumatic Stress Disorder," *Frontiers in Psychology*, 2020

Hong, Charles Chong-Hwa, et al., "Rapid Eye Movements in Sleep Furnish a Unique Probe into Consciousness," *Frontiers in Psychology*, October 31, 2018

Hong, Charles Chong-Hwa, Fallon, James H, and Friston, Karl J., "fMRI Evidence for Default Mode Network Deactivation Associated with Rapid Eye Movements in Sleep," *Brain Sciences*, 2021

Horikawa, T., et al., "Neural Decoding of Visual Imagery during Sleep," *Science*, 2013

Hornung, Orla P., "The Relationship between REM Sleep and Memory Consolidation in Old Age and Effects of Cholinergic Medication," *Biological Psychiatry*, 2007

Horton, Caroline L., "Key Concepts in Dream Research: Cognition and Consciousness Are Inherently Linked, but Do No Not Control 'Control'！" *Frontiers in Human Neuroscience*, July 17, 2020

Horváth, Gyöngyvér, "Visual Imagination and the Narrative Image: Parallelisms between Art History and Neuroscience," *Cortex*, 2018

Hoss, Robert J., "Content Analysis on the Potential Significance of Color in Dreams: A Preliminary Investigation," *International Journal of Dream Research*, 2010

Hossain, Shyla R., Simner, Julia, and Ipser, Alberta, "Personality Predicts the Vibrancy of Colour Imagery: The Case of Synaesthesia," *Cortex*, 2018

Inman, Cory S., et al., "Human Amygdala Stimulation Effects on Emotion Physiology and Emotional Experience," *Neuropsychologia*, 2020

Iorio, Ilaria, Sommantico, Massimiliano, and Parrello, Santa, "Dreaming in the Time of COVID-19: A Quali-quantitative Italian Study," *Dreaming*, 2020

Jacobs, Christianne, Schwarzkopf, Dietrich S., and Silvanto, Juha, "Visual Working Memory Performance in Aphantasia," *Cortex*, 2018

Jafari, Eisa, et al., "Intensified Electrical Stimulation Targeting Lateral and Medial Prefrontal Cortices for the Treatment of Social Anxiety Disorder: A Randomized, Double-blind, Parallel-group, Dose-comparison Study," *Brain Stimulation*, 2021

Jalal, Baland, "How to Make the Ghosts in My Bedroom Disappear? Focused-attention Meditation Combined with Muscle Relaxation（MR Therapy）—A Direct Treatment Intervention for Sleep Paralysis," *Frontiers in Psychology*, 2016

Jalal, Baland, "'Men Fear Most What They Cannot See.' Sleep Paralysis 'Ghost Intruders' and Faceless 'Shadow-people'—The Role of the Right Hemisphere and Economizing Nature of Vision," *Medical Hypotheses*, 2021

Jalal, Baland, "The Neuropharmacology of Sleep Paralysis Hallucinations: Serotonin 2A Activation and a Novel Therapeutic Drug," *Psychopharmacology*, 2018

Jalal, Baland, and Hinton, Devon E., "Rates and Characteristics of Sleep Paralysis in the General Population of Denmark and Egypt," *Culture, Medicine and Psychiatry*, 2013

Jalal, Baland, and Ramachandran, Vilayanur S., "Sleep Paralysis and 'the Bedroom Intruder': The Role of the Right Superior Parietal, Phantom Pain and Body Image Projection," *Medical Hypotheses*, 2014

Jalal, Baland, Romanelli, Andrea, and Hinton, Devon E., "Cultural Explanations of Sleep Paralysis in Italy: The Pandafeche Attack and Associated Supernatural Beliefs," *Culture, Medicine and Psychiatry*, March 2015

James, Ella L., et al., "Computer Game Play Reduces Intrusive Memories of Experimental Trauma via Reconsolidation-update Mechanisms," *Psychological Science*, 2015

Janssen, Diederik F., "First Stirrings: Cultural Notes on Orgasm, Ejaculation, and Wet Dreams," *Journal of Sex Research*, 2007

Janszky, J., et al., "Orgasmic Aura—A Report of Seven Cases," *Seizure*, 2004

Jensen, Ole, Kaiser, Jochen, and Lachaux, Jean-Philippe, "Human Gammafrequency Oscillations Associated with Attention and Memory," *Trends in Neurosciences*, 2007

Jiang, Yi, et al., "A Gender- and Sexual Orientation-dependent Spatial Attentional Effect of Invisible Images," *Proceedings of the National Academy of Sciences*, November 7, 2006

Johnson, E. L., et al., "Direct Brain Recordings Reveal Prefrontal Cortex Dynamics of Memory Development," *Scientific Advances*, 2018

Jun, Jin-Sun, et al., "Emotional and Environmental Factors Aggravating Dream Enactment Behaviors in Patients with Isolated REM Sleep Behavior Disorder," *Nature and Science of Sleep*, September 24, 2022

Jus, A., et al., "Studies on Dream Recall in Chronic Schizophrenic Patients after Frontal Lobotomy," *Biological Psychiatry*, 1973

Kahn David, "Brain Basis of Self: Self-organization and

Imagery after Body-disfiguring Surgery," *Dreaming*, 2012

Glasser, Matthew F., et al., "A Multi-modal Parcellation of Human Cerebral Cortex," *Nature*, August 11, 2016

Gofton, Teneille E., et al., "Cerebral Cortical Activity after Withdrawal of Life-sustaining Measures in Critically Ill Patients," *American Journal of Transplantation*, July 13, 2022

Golden, R., et al., "Representation of Memories in an Abstract Synaptic Space and Its Evolution with and without Sleep," *PLOS Computational Biology*, 2022

Golden, Ryan, et al., "Sleep Prevents Catastrophic Forgetting in Spiking Neural Networks by Forming a Joint Synaptic Weight Representation," *PLOS Computational Biology*, 2022

Gomes, Marleide da Mota, and Nardi, Antonio E., "Charles Dickens' Hypnagogia, Dreams, and Creativity," *Frontiers in Psychology*, July 27, 2021

Gorgoni, Maurizio, et al., "Pandemic Dreams: Quantitative and Qualitative Features of the Oneiric Activity during the Lockdown Due to COVID-19 in Italy," *Sleep Medicine*, May 2021

Gott, Jarrod, et al., "Sleep Fragmentation and Lucid Dreaming," *Consciousness and Cognition*, 2020

Gott, Jarrod, et al., "Virtual Reality Training of Lucid Dreaming," *Philosophical Transactions of the Royal Society*, July 13, 2020

Gottesmann, Claude, "The Development of the Science of Dreaming," *International Review of Neurobiology*, 2010

Gottesmann, Claude, "To What Extent Do Neurobiological Sleep-waking Processes Support Psychoanalysis?" *International Review of Neurobiology*, 2010

Goyal, S., et al., "Drugs and Dreams," *Indian Journal of Clinical Practice*, May 2011

Greenberg, Daniel L., and Knowlton, Barbara J., "The Role of Visual Imagery in Autobiographical Memory," *Memory & Cognition*, 2014

Gregor, Thomas, "A Content Analysis of Mehinaku Dreams," *Ethos*, 1981

Griffith, Richard M., Miyagi, Otoya, and Tago, Akira, "The Universality of Typical Dreams: Japanese vs. Americans," *American Anthropologist*, December 1958

Grover, Sandeep, and Mehra, Aseem, "Incubus Syndrome: A Case Series and Review of Literature," *Indian Journal of Psychological Medicine*, 2018

Guillory, Sean A., and Bujarski, Krzysztof A., "Exploring Emotions Using Invasive Methods: Review of 60 Years of Human Intracranial Electrophysiology," *Scan*, 2014

Gulyás, Erzsébet, et al., "Visual Imagery Vividness Declines across the Lifespan," *Cortex*, 2022

Hall, C. S., "Diagnosing Personality by the Analysis of Dreams," *The Journal of Abnormal and Social Psychology*, 1947

Hall, C. S., "What People Dream About," *Scientific American*, May 1951

Hansen, Kathrin, et al., "Efficacy of Psychological Interventions Aiming to Reduce Chronic Nightmares: A Meta-analysis," *Clinical Psychology Review*, February 2013

Harris, Kenneth D., and Thiele, Alexander,"Cortical State and Attention," *Nature Reviews Neuroscience*, September 2011

Hartmann, Ernest, "Making Connections in a Safe Place: Is Dreaming Psychotherapy?" *Dreaming*, 1995

Hartmann, Ernest, "Nightmare after Trauma as Paradigm for All Dreams: A New Approach to the Nature and Functions of Dreaming," *Psychiatry*, 1998

Hartmann, Ernest, "The Underlying Emotion and the Dream: Relating Dream Imagery to the Dreamer's Underlying Emotion Can Help Elucidate the Nature of Dreaming," *International Review of Neurobiology*, 2010

Hartmann, Ernest, et al., "Who Has Nightmares? The Personality of the Lifelong Nightmare Sufferer," *Archives of General Psychiatry*, 1987

Hawkins, G. E., et al., "Toward a Model-based Cognitive Neuroscience of Mind Wandering," *Neuroscience*, 2015

Heather-Greener, Gail Q., Comstock, Dana, and Joyce, Roby, "An Investigation of the Manifest Dream Content Associated with Migraine Headaches: A Study of the Dreams That Precede Nocturnal Migraines," *Psychotherapy and Psychosomatics*, 1996

Hefez, Albert, Metz, Lily, and Lavie, Peretz,"Long-term Effects of Extreme Situational Stress on Sleep and Dreaming," *American Journal of Psychiatry*, 1987

Herlin, Bastien, et al., "Evidence that Non-dreamers Do Dream: A REM Sleep Behaviour Disorder Model," *Journal of Sleep Research*, 2015

Hertenstein, Matthew J., et al., "Touch Communicates Distinct Emotions," *Emotion*, 2006

Hirst, Manton, "Dreams and Medicines: The Perspective of Xhosa Diviners and Novices in the Eastern Cape, South Africa," *Indo-Pacific Journal of Phenomenology*, December 2005

Hobson, Allan, and Kahn, David, "Dream Content: Individual and Generic Aspects," *Consciousness and Cognition*, December 2007

Fan, Fengmei, et al., "Development of the Default-mode Network during Childhood and Adolescence: A Longitudinal Resting-state fMRI Study," *NeuroImage*, 2021

Fazekas, Peter, Nanay, Bence, and Pearson, Joel, "Offline Perception: An Introduction," *Philosophical Transactions of the Royal Society*, October 28, 2020

Fell, Jürgen, et al., "Human Memory Formation Is Accompanied by Rhinal-Hippocampal Coupling and Decoupling," *Nature Neuroscience*, December 2001

Fennig, S., Salganik, E., and Chayat, M., "Psychotic Episodes and Nightmares: A Case Study," *The Journal of Nervous and Mental Disease*, January 1992

Fenwick, Peter, et al., "Lucid Dreaming: Correspondence between Dreamed and Actual Events in One Subject during REM Sleep," *Biological Psychology*, 1984

Fireman, G. D., Levin, R., and Pope, A. W., "Narrative Qualities of Bad Dreams and Nightmares," *Dreaming*, 2014

Fogel, Stuart M., et al., "A Novel Approach to Dream Content Analysis Reveals Links between Learning-related Dream Incorporation and Cognitive Abilities," *Frontiers in Psychology*, August 8, 2018

Fogli, Alessandro, Aiello, Luca Maria, and Quercia, Daniele, "Our Dreams, Our Selves: Automatic Analysis of Dream Reports," *Royal Society Open Science*, August 26, 2020

Foulkes, David, "Sleep and Dreams. Dream Research: 1953-1993," *Sleep*, 1996

Foulkes, David, et al., "REM Dreaming and Cognitive Skills at Age 5-8: A Cross-sectional Study," *International Journal of Behavioral Development*, 1990

Fox, Kieran C. R., Andrews-Hanna, Jessica R., and Christoff, Kalina, "The Neurobiology of Self-generated Thought from Cells to Systems: Integrating Evidence from Lesion Studies, Human Intracranial Electrophysiology, Neurochemistry, and Neuroendocrinology," *Neuroscience*, 2016

Fox, Kieran C. R., et al., "Changes in Subjective Experience Elicited by Direct Stimulation of the Human Orbitofrontal Cortex," *Neurology*, September 19, 2018

Fox, Kieran C. R., et al., "Dreaming as Mind Wandering: Evidence from Functional Neuroimaging and First-person Content Reports," *Frontiers in Human Neuroscience*, July 30, 2013

Fox, Kieran C. R., et al., "Intrinsic Network Architecture Predicts the Effects Elicited by Intracranial Electrical Stimulation of the Human Brain," *Nature Human Behaviour*, October 2020

Fränkl, Eirin, et al., "How Our Dreams Changed during the COVID-19 Pandemic: Effects and Correlates of Dream Recall Frequency—A Multinational Study on 19,355 Adults," *Nature and Science of Sleep*, 2021

Frick, Andrea, Hansen, Melissa, and Newcombe, Nora S., "Development of Mental Rotation in 3-to 5-year-old Children," *Cognitive Development*, 2013

Fried, Itzhak, et al., "Electric Current Stimulates Laughter," *Nature*, February 12, 1998

Fried, Itzhak, MacDonald, Katherine A., and Wilson, Charles L., "Single Neuron Activity in Human Hippocampus and Amygdala during Recognition of Faces and Objects," *Neuron*, May 1997

Fröhlich, Flavio, Sellers, Kristin K., and Cordle, Asa L, "Targeting the Neurophysiology of Cognitive Systems with Transcranial Alternating Current Stimulation," *Expert Review of Neurotherapeutics*, December 30, 2014

Fulford, Jon, et al., "The Neural Correlates of Visual Imagery Vividness—An fMRI Study and Literature Review," *Cortex*, 2018

Funkhouser, Arthur, "Dreams and Dreaming among the Elderly: An Overview," *Aging and Mental Health*, June 2010

Garcia, Odalis, et al., "What Goes Around Comes Around: Nightmares and Daily Stress Are Bidirectionally Associated in Nurses," *Stress and Health*, 2021

Gauchat, Aline, et al., "The Content of Recurrent Dreams in Young Adolescents," *Consciousness and Cognition*, December 2015

Georgiadis, J. R., and Kringelbach, M. L., "The Human Sexual Response Cycle: Brain Imaging Evidence Linking Sex to Other Pleasures," *Progress in Neurobiology*, 2012

Gerrans, Philip, "Dream Experience and a Revisionist Account of Delusions of Misidentification," *Consciousness and Cognition*, 2012

Gerrans, Philip, "Pathologies of Hyperfamiliarity in Dreams, Delusions, and Déjà Vu," *Frontiers in Psychology*, February 20, 2014

Gieselmann, Annika, et al., "Aetiology and Treatment of Nightmare Disorder: State of the Art and Future Perspectives," *Journal of Sleep Research*, November 22, 2018

Giordano, Alessandra, et al., "Body Schema Self-awareness and Related Dream Content Modifications in Amputees Due to Cancer," *Brain Sciences*, December 9, 2021

Giordano, Alessandra, et al., "Dream Content Changes in Women After Mastectomy: An Initial Study of Body with Waking Life Experiences," *Journal of Sleep Research*, 2017

Desseilles, Martin, et al., "Cognitive and Emotional Processes during Dreaming: A Neuroimaging View," *Consciousness and Cognition*, 2011

Devine, Rory T., and Hughes, Claire, "Silent Films and Strange Stories: Theory of Mind, Gender, and Social Experiences in Middle Childhood," *Child Development*, November 30, 2012

Dijkstra, Nadine, Bosch, Sander E., and van Gerven, Marcel A. J., "Shared Neural Mechanisms of Visual Perception and Imagery," *Trends in Cognitive Sciences*, 2019

Di Noto, Paula M., et al., "The Hermunculus: What Is Known about the Representation of the Female Body in the Brain?" *Cerebral Cortex*, May 2013

Dodet, Pauline, et al., "Lucid Dreaming in Narcolepsy," *Sleep*, 2015

Domhoff, William G., and Schneider, Adam,"From Adolescence to Young Adulthood in Two Dream Series: The Consistency and Continuity of Characters and Major Personal Interests," *Dreaming*, 2020

Domhoff, William G., and Schneider, Adam,"Similarities and Differences in Dream Content at the Cross-cultural, Gender, and Individual Levels," *Consciousness and Cognition*, 2008

Duffau, Hugues, "The'Frontal Syndrome' Revisited: Lessons from Electrostimulation Mapping Studies," *Cortex*, 2012

Duffey, Thelma H., et al., "The Effects of Dream Sharing on Marital Intimacy and Satisfaction," *Journal of Couples & Relationship Therapy*, 2004

Dumontheil, Iroise, Apperly, Ian A., and Blakemore, Sarah-Jayne, "Online Usage of Theory of Mind Continues to Develop in Late Adolescence," *Developmental Science*, 2010

Dumser, Britta, et al., "Symptom Dynamics among Nightmare Sufferers: An Intensive Longitudinal Study," *Journal of Sleep Research*, October 17, 2022

Durantin, Gautier, Dehais, Frederic, and Delorme, Arnaud, "Characterization of Mind Wandering Using fNIRS," *Frontiers in Systems Neuroscience*, March 26, 2015

Edwards, Christopher L., et al., "Dreaming and Insight," *Frontiers in Psychology*, December 24, 2013

Eichenbaum, Howard, "Time Cells in the Hippocampus: A New Dimension for Mapping Memories," *Nature Reviews Neuroscience*, November 2014

Eickhoff, Simon B., et al., "Anatomical and Functional Connectivity of Cytoarchitectonic Areas within the Human Parietal Operculum," *The Journal of Neuroscience*, May 5, 2010

El Haj, Mohamad, and Lenoble, Quentin, "Eying the Future: Eye Movement in Past and Future Thinking," *Cortex*, 2018

Engel, Andreas K., et al., "Invasive Recordings from the Human Brain: Clinical Insights and Beyond," *Nature Reviews Neuroscience*, January 2005

Erlacher, Daniel, and Chapin, Heather, "Lucid Dreaming: Neural Virtual Reality as a Mechanism for Performance Enhancement," *International Journal of Dream Research*, 2010

Erlacher, Daniel, and Shredl, Michael,"Dreams Reflecting Waking Sports Activities: A Comparison of Sport and Psychology Students," *International Journal of Sport Psychology*, 2004

Erlacher, Daniel, and Shredl, Michael, "Do REM (Lucid) Dreamed and Executed Actions Share the Same Neural Substrate?" *International Journal of Dream Research*, 2008

Erlacher, Daniel, and Shredl, Michael,"Practicing a Motor Task in a Lucid Dream Enhances Subsequent Performance: A Pilot Study," *The Sport Psychologist*, 2010

Erlacher, Daniel, and Shredl, Michael, "Time Required for Motor Activity in Lucid Dreams," *Perceptual and Motor Skills*, 2004

Erlacher, Daniel, Ehrlenspiel, Felix, and Schredl, Michael, "Frequency of Nightmares and Gender Significantly Predict Distressing Dreams of German Athletes Before Competitions or Games," *The Journal of Psychology*, 2011

Erlacher, Daniel, et al., "Inducing Lucid Dreams by Olfactory-cued Reactivation of Reality Testing during Early-morning Sleep: A Proof of Concept," *Consciousness and Cognition*, 2020

Erlacher, Daniel, et al., "Ring, Ring, Ring... Are You Dreaming? Combining Acoustic Stimulation and Reality Testing for Lucid Dream Induction: A Sleep Laboratory Study," *International Journal of Dream Research*, 2020

Erlacher, Daniel, et al., "Time for Actions in Lucid Dreams: Effects of Task Modality, Length, and Complexity," *Frontiers in Psychology*, 2014

Erlacher, Daniel, Shredl, Michael, and Stumbrys, Tadas, "Self-perceived Effects of Lucid Dreaming on Mental and Physical Health," *International Journal of Dream Research*, 2020

Fagiani, Francesca, et al., "The Circadian Molecular Machinery in CNS Cells: A Fine Tuner of Neuronal and Glial Activity with Space/Time Resolution," *Frontiers in Molecular Neuroscience*, July 1, 2022

Clarke, Jessica, DeCicco, Teresa L., and Navara, Geoff, "An Investigation among Dreams with Sexual Imagery, Romantic Jealousy and Relationship Satisfaction," *International Journal of Dream Research*, 2010

Cochen, V., et al., "Vivid Dreams, Hallucinations, Psychosis and REM Sleep in Guillain-Barré Syndrome," *Brain*, 2005

Colace, Claudio, "Drug Dreams in Cocaine Addiction," *Drug and Alcohol Review*, March 2006

Collerton, Daniel, and Perry, Elaine,"Dreaming and Hallucinations—Continuity or Discontinuity? Perspectives from Dementia with Lewy Bodies," *Consciousness and Cognition*, 2011

Conte, Francesca, et al., "Changes in Dream Features across the First and Second Waves of the Covid-19 Pandemic," *Journal of Sleep Research*, June 22, 2021

Coolidge, Frederick L., et al., "Do Nightmares and Generalized Anxiety Disorder in Childhood and Adolescence Have a Common Genetic Origin?" *Behavior Genetics*, November 10, 2009

Cooper, Shelly, "Lighting up the Brain with Songs and Stories," *General Music Today*, 2010

Courtois, Frédérique, Alexander, Marcalee, and McLain, Amie B. Jackson, "Women's Sexual Health and Reproductive Function after SCI," *Topics in Spinal Cord Injury Rehabilitation*, 2017

Coutts, Richard, "Variation in the Frequency of Relationship Characters in the Dream Reports of Singles: A Survey of 15,657 Visitors to an Online Dating Website," *Comprehensive Psychology*, 2015

Cox, Ann, "Sleep Paralysis and Folklore," *Journal of the Royal Society of Medicine Open*, 2015

Curot, Jonathan, et al., "Déjà-rêvé: Prior Dreams Induced by Direct Electrical Brain Stimulation," *Brain Stimulation*, 2018

Curot, Jonathan, et al., "Memory Scrutinized Through Electrical Brain Stimulation: A Review of 80 Years of Experiential Phenomena," *Neuroscience and Biobehavioral Reviews*, 2017

Dagher, Alain, and Misic, Bratislav, "Holding onto Youth," *Cell Metabolism*, August 1, 2017

Dahan, Lionel, et al., "Prominent Burst Firing of Dopaminergic Neurons in the Ventral Tegmental Area during Paradoxical Sleep," *Neuropsychopharmacology*, 2007

Dale, Allyson, Lafrenière, Alexandre, and De Koninck, Joseph, "Dream Content of Canadian Males from Adolescence to Old Age: An Exploration of Ontogenetic Patterns," *Consciousness and Cognition*, March 2017

Dale, Allyson, Lortie-Lussier, Monique, and De Koninck, Joseph, "Ontogenetic Patterns in the Dreams of Women across the Lifespan," *Consciousness and Cognition*, 2015

Dang-Vu, T. T., et al., "A Role for Sleep in Brain Plasticity," *Journal of Pediatric Rehabilitation Medicine*, 2006

D'Argembeau, Arnaud, and Van der Linden, Martial, "Individual Differences in the Phenomenology of Mental Time Travel: The Effect of Vivid Visual Imagery and Emotion Regulation Strategies," *Consciousness and Cognition*, 2006

Davis, Joanne L., and Wright, David C., "Case Series Utilizing Exposure, Relaxation, and Rescripting Therapy: Impact on Nightmares, Sleep Quality, and Psychological Distress," *Behavioral Sleep Medicine*, 2005

Dawes, Alexei J., et al., "A Cognitive Profile of Multi-sensory Imagery, Memory and Dreaming in Aphantasia," *Scientific Reports*, 2020

DeCicco, Teresa L., et al., "A Cultural Comparison of Dream Content, Mood and Waking Day Anxiety between Italians and Canadians," *International Journal of Dream Research*, 2013

DeCicco, Teresa L., et al., "Exploring the Dreams of Women with Breast Cancer: Content and Meaning of Dreams," *International Journal of Dream Research*, November 2010

De Gennaro, Luigi, et al., "How We Remember the Stuff That Dreams Are Made of: Neurobiological Approaches to the Brain Mechanisms of Dream Recall," *Behavioural Brain Research*, 2012

De Gennaro, Luigi, et al., "Recovery Sleep after Sleep Deprivation Almost Completely Abolishes Dream Recall," *Behavioural Brain Research*, 2010

de la Chapelle, Aurélien, et al., "Relationship between Epilepsy and Dreaming: Current Knowledge, Hypotheses, and Perspectives," *Frontiers in Neuroscience*, September 6, 2021

de Macêdo, Tainá Carla Freitas, et al., "My Dream, My Rules: Can Lucid Dreaming Treat Nightmares?" *Frontiers in Psychology*, November 2019

Dement, William C., "History of Sleep Medicine," *Neurologic Clinics*, 2005

Dement, William C., "The Effect of Dream Deprivation: The Need for a Certain Amount of Dreaming Each Night Is Suggested by Recent Experiments," *Science*, 1960

Denis, Dan, and Poerio, Giulia L., "Terror and Bliss? Commonalities and Distinctions between Sleep Paralysis, Lucid Dreaming, and Their Associations

Journal of Clinical Sleep Medicine, 2022

Brosch, Renate, "What We 'See' When We Read: Visualization and Vividness in Reading Fictional Narratives," *Cortex*, 2018

Brugger, Peter, "The Phantom Limb in Dreams,"*Consciousness and Cognition*, 2008

Bugalho, Paulo, et al., "Progression in Parkinson's Disease: Variation in Motor and Non-motor Symptoms Severity and Predictors of Decline in Cognition, Motor Function, Disability, and Health-related Quality of Life as Assessed by Two Different Methods," *Movement Disorders Clinical Practice*, June 2021

Bugalho, Paulo, and Paiva, Teresa, "Dream Features in the Early Stages of Parkinson's Disease," *Journal of Neural Transmission*, 2011

Bulgarelli, Chiara, et al., "The Developmental Trajectory of Frontotemporoparietal Connectivity as a Proxy of the Default Mode Network: A Longitudinal fNIRS Investigation," *Human Brain Mapping*, March 4, 2020

Bulkeley, Kelly, "Dreaming as Inspiration: Evidence from Religion, Philosophy, Literature, and Film," *International Review of Neurobiology*, 2010

Bulkeley, Kelly, "The Future of Dream Science," *Annals of the New York Academy of Sciences*, 2017

Burk, Larry, "Warning Dreams Preceding the Diagnosis of Breast Cancer: A Survey of the Most Important Characteristics," *Explore*, June 2015

Burnham, Melissa M., and Conte, Christian, "Developmental Perspective Dreaming across the Lifespan and What This Tells Us," *International Review of Neurobiology*, 2010

Bushnell, Greta A., et al., "Association of Benzodiazepine Treatment for Sleep Disorders with Drug Overdose Risk among Young People," *JAMA Network Open*, 2022

Calabrò, Rocco S., et al., "Neuroanatomy and Function of Human Sexual Behavior: A Neglected or Unknown Issue?" *Brain and Behavior* , 2019

Campbell, Ian G., et al., "Sex, Puberty, and the Timing of Sleep EEG Measured Adolescent Brain Maturation," *Proceedings of the National Academy of Sciences*, March 26, 2012

Cappadona, R., et al., "Sleep, Dreams, Nightmares, and Sex-related Differences: A Narrative Review," *European Review for Medical and Pharmacological Sciences*, 2021

Carr, Michelle, et al., "Dream Engineering: Simulating Worlds Through Sensory Stimulation," *Consciousness and Cognition*, 2020

Carr, Michelle, et al., "Towards Engineering Dreams," *Consciousness and Cognition*, 2020

Carton-Leclercq, Antoine, et al., "Laminar Organization of Neocortical Activities during Systemic Anoxia," *Neurobiology of Disease*, November 2023

Cartwright, Rosalind, et al., "Effect of an Erotic Movie on the Sleep and Dreams of Young Men," *Archives of General Psychiatry*, March 1969

Cartwright, Rosalind, et al., "Relation of Dreams to Waking Concerns," *Psychiatry Research*, 2006

Carvalho, Diana, et al., "The Mirror Neuron System in Post-stroke Rehabilitation," *International Archives of Medicine*, 2013

Carvalho, I., et al., "Cultural Explanations of Sleep Paralysis: The Spiritual Phenomena," *European Psychiatry*, March 23, 2020

Cavallero, Corrado, "The Quest for Dream Sources," *Journal of Sleep Research*, 1993

Cavallotti, Simone, et al., "Aggressiveness in the Dreams of Drug-naïve and Clonazepam-treated Patients with Isolated REM Sleep Behavior Disorder," *Sleep Medicine*, March 5, 2022

Chaieb, Leila, et al., "New Perspectives for the Modulation of Mind-wandering Using Transcranial Electric Brain Stimulation," *Neuroscience*, 2019

Chellappa, Sarah Laxhmi, and Cajochen, Christian, "Ultradian and Circadian Modulation of Dream Recall: EEG Correlates and Age Effects," *International Journal of Psychophysiology*, 2013

Childress, Anna Rose, et al., "Prelude to Passion: Limbic Activation by 'Unseen' Drug and Sexual Cues," *PLOS One*, January 2008

Choi, S. Y., "Dreams as a Prognostic Factor in Alcoholism," *The American Journal of Psychiatry*, 1973

Christo, George, and Franey, Christine,"Addicts Drug-related Dreams: Their Frequency and Relationship to Six-month Outcomes," *Substance Use & Misuse*, 1996

Christoff, Kalina, et al., "Mind-wandering as Spontaneous Thought: A Dynamic Framework," *Nature Reviews Neuroscience*, November 2016

Cicolin, Alessandro, et al., "End-of-life in Oncologic Patients' Dream Content," *Brain Sciences*, August 1, 2020

Cinosi, E., et al., "Sleep Disturbances in Eating Disorders: A Review," *La Clinica Terapeutica*, November 2011

Cipolli, Carlo, et al., "Beyond the Neuropsychology of Dreaming: Insights into the Neural Basis of Dreaming with New Techniques of Sleep Recording and Analysis," *Sleep Medicine Reviews*, 2017

Multiple Personality Alter," *Dissociation*, March 1995
Barry, Daniel N., et al., "The Neural Dynamics of Novel Scene Imagery," *The Journal of Neuroscience*, May 29, 2019
Bashford, Luke, et al., "The Neurophysiological Representation of Imagined Somatosensory Percepts in Human Cortex," *The Journal of Neuroscience*, March 10, 2021
Bastin, Julien, et al., "Direct Recordings from Human Anterior Insula Reveal Its Leading Role within the Error-monitoring Network," *Cerebral Cortex*, February 2017
Baylor, George W., and Cavallero, Corrado,"Memory Sources Associated with REM and NREM Dream Reports Throughout the Night: A New Look at the Data," *Sleep*, 2001
Beaty, Roger E., et al., "Brain Networks of the Imaginative Mind: Dynamic Functional Connectivity of Default and Cognitive Control Networks Relates to Openness to Experience," *Human Brain Mapping*, 2017
Beaty, Roger E., et al., "Creative Constraints: Brain Activity and Network Dynamics Underlying Semantic Interference during Idea Production," *NeuroImage*, 2017
Beaty, Roger E., et al., "Creativity and the Default Network: A Functional Connectivity Analysis of the Creative Brain at Rest," *Neuropsychologia*, 2014
Beaty, Roger E., et al., "Personality and Complex Brain Networks: The Role of Openness to Experience in Default Network Efficiency," *Human Brain Mapping*, 2016
Beaty, Roger E., Silvia, Paul J., and Benedek, Mathias, "Brain Networks Underlying Novel Metaphor Production," *Brain and Cognition*, 2017
Beck, Jane C., "'Dream Messages' from the Dead," *Journal of the Folklore Institute*, December 1973
Bekrater-Bodmann, Robin, et al., "Post-amputation Pain Is Associated with the Recall of an Impaired Body Representation in Dreams—Results from a Nation-wide Survey on Limb Amputees," *PLOS One*, March 5, 2015
Belinda, Casher D., and Christian, Michael S., "A Spillover Model of Dreams and Work Behavior: How Dream Meaning Ascription Promotes Awe and Employee Resilience," *Academy of Management*, June 27, 2022
Beversdorf, David Q., "Neuropsychopharmacological Regulation of Performance on Creativity-related Tasks," *Current Opinion in Behavioral Sciences*, 2019
Bhat, Sushanth, et al., "Dream-enacting Behavior in Non-rapid Eye Movement Sleep," *Sleep Medicine*, 2012
Blagrove, Mark, Farmer, Laura, and Williams, Elvira, "The Relationship of Nightmare Frequency and Nightmare Distress to Well-being," *Journal of Sleep Research*, 2004
Blagrove, Mark, and Pace-Schott, Edward F., "Trait and Neurobiological Correlates of Individual Differences in Dream Recall and Dream Content," *International Review of Neurobiology*, 2010
Blanchette-Carrière, Cloé, et al., "Attempted Induction of Signalled Lucid Dreaming by Transcranial Alternating Current Stimulation," *Consciousness and Cognition*, 2020
Błaśkiewicz, Monika,"Healing Dreams at Epidaurus: Analysis and Interpretation of the Epidaurian Iamata," *Miscellanea Anthropologica et Sociologica*, 2014
Boehme, Rebecca, and Olausson, Håkan,"Differentiating Self-touch from Social Touch," *Current Opinion in Behavioral Sciences*, 2022
Bogzaran, Fariba, "Experiencing the Divine in the Lucid Dream State," *Lucidity Letter*, 1991
Bonamino, C., Watling, C., and Polman, R., "The Effectiveness of Lucid Dreaming Practice on Waking Task Performance: A Scoping Review of Evidence and Meta-analysis," *Dreaming*, 2022
Borchers, Svenja, et al., "Direct Electrical Stimulation of Human Cortex—the Gold Standard for Mapping Brain Functions?" *Nature Reviews Neuroscience*, November 2011
Borghi, Lidia, et al., "Dreaming during Lockdown: A Quali-quantitative Analysis of the Italian Population Dreams during the First COVID-19 Pandemic Wave," *Research in Psychotherapy: Psychopathology, Process and Outcome*, 2021
Bradley, Claire, et al., "State-dependent Effects of Neural Stimulation on Brain Function and Cognition," *Nature Reviews Neuroscience*, August 2022
Braun, A. R., et al., "Regional Cerebral Blood Flow Throughout the Sleep-Wake Cycle: An H2(15)O PET Study," *Brain*, 1997
Brecht, Michael, Lenschow, Constanze, and Rao, Rajnish P., "Socio-sexual Processing in Cortical Circuits," *Current Opinion in Neurobiology*, 2018
Brink, Susan M., Allan, John A. B., and Boldt, Walter, "Symbolic Representation of Psychological States in the Dreams of Women with Eating Disorders," *Canadian Journal of Counselling/Revue canadienne de counseling*, 1995
Brock, Matthew S., et al., "Clinical and Polysomnographic Features of Trauma-associated Sleep Disorder,"

参考文献

Ahmadi, Fereshteh, and Hussin, Nur Atikah Mohamed, "Cancer Patients' Meaning Making Regarding Their Dreams: A Study among Cancer Patients in Malaysia," *Dreaming*, 2020

Akkaoui, Marine Ambar, et al., "Nightmares in Patients with Major Depressive Disorder, Bipolar Disorder, and Psychotic Disorders: A Systematic Review," *Journal of Clinical Medicine*, 2020

Alcaro, Antonio, and Carta, Stefano, "The'Instinct' of Imagination: A Neuro-ethological Approach to the Evolution of the Reflective Mind and Its Application to Psychotherapy," *Frontiers in Human Neuroscience*, January 23, 2019

Alessandria, Maria, et al., "Normal Body Scheme and Absent Phantom Limb Experience in Amputees while Dreaming," *Consciousness and Cognition*, July 13, 2011

Alexander, Marcalee Sipski, and Marson, Lesley, "The Neurologic Control of Arousal and Orgasm with Specific Attention to Spinal Cord Lesions: Integrating Preclinical and Clinical Sciences," *Autonomic Neuroscience: Basic and Clinical*, 2018

Andersen, Monica L., et al., "Sexsomnia: Abnormal Sexual Behavior during Sleep," *Brain Research Reviews*, 2007

Andrews-Hanna, Jessica R., "The Brain's Default Network and Its Adaptive Role in Internal Mentation," *Neuroscientist*, June 2012

Andrews-Hanna, Jessica R., and Grilli, Matthew D., "Mapping the Imaginative Mind: Charting New Paths Forward," *Current Directions in Psychological Science*, February 2021

Appel, K., et al., "Inducing Signal-verified Lucid Dreams in 40% of Untrained Novice Lucid Dreamers within Two Nights in a Sleep Laboratory Setting," *Consciousness and Cognition*, 2020

Arehart-Treichel, Joan, "Amazon People's Dreams Hold Lessons for Psychotherapy," *Psychiatric News*, March 4, 2011

Aspy, Denholm J., "Findings from the International Dream Induction Study," *Frontiers in Psychology*, July 17, 2020

Aspy, Denholm J., et al., "Reality Testing and the Mnemonic Induction of Lucid Dreams: Findings from the National Australian Lucid Dream Induction Study," *Dreaming*, 2017

BaHammam, Ahmed S., and Almeneessier, Aljohara S., "Dreams and Nightmares in Patients with Obstructive Sleep Apnea: A Review," *Frontiers in Neurology*, October 22, 2019

Bainbridge, Wilma A., et al., "Quantifying Aphantasia Through Drawing: Those without Visual Imagery Show Deficits in Object but Not Spatial Memory," *Cortex*, 2021

Baird, Benjamin, et al., "Frequent Lucid Dreaming Associated with Increased Functional Connectivity between Frontopolar Cortex and Temporoparietal Association Areas," *Scientific Reports*, December 12, 2018

Baird, Benjamin, et al., "Inspired by Distraction: Mind Wandering Facilitates Creative Incubation," *Psychological Science*, October 1, 2012

Baird, Benjamin, LaBerge, Stephen, and Tononi, Giulio, "Two-way Communication in Lucid REM Sleep Dreaming," *Trends in Cognitive Sciences*, June 2021

Baird, Benjamin, Mota-Rolim, Sergio, and Dresler, Martin, "The Cognitive Neuroscience of Lucid Dreaming," *Neuroscience Biobehavioral Review*, May 1, 2020

Baird, Benjamin, Tononi, Giulio, and LaBerge, Stephen, "Lucid Dreaming Occurs in Activated Rapid Eye Movement Sleep, Not a Mixture of Sleep and Wakefulness," *Sleep*, 2022

Balasubramaniam, B., and Park, G. R., "Sexual Hallucinations during and after Sedation and Anaesthesia," *Anaesthesia*, 2003

Baldelli, Luca, and Provini, Federica,"Differentiating Oneiric Stupor in Agrypnia Excitata from Dreaming Disorders," *Frontiers in Neurology*, November 12, 2020

Ball, Tonio, et al., "Signal Quality of Simultaneously Recorded Invasive and Non-invasive EEG," *NeuroImage*, 2009

Barnes, Christopher M., Watkins, Trevor, and Klotz, Anthony, "An Exploration of Employee Dreams: The Dream-based Overnight Carryover of Emotional Experiences at Work," *Sleep Health*, 2021

Barrett, Deirdre, "Dreams about COVID-19 versus Normative Dreams: Trends by Gender," *Dreaming*, 2020

Barrett, Deirdre, "Dreams and Creative Problem-solving," *Annals of the New York Academy of Sciences*, June 22, 2017

Barrett, Deirdre, "The'Committee of Sleep': A Study of Dream Incubation for Problem Solving," *Dreaming*, 1993

Barrett, Deirdre, "The Dream Character as Prototype for

夢《ゆめ》を見《み》る技術《ぎじゅつ》

最新脳神経科学《さいしんのうしんけいかがく》が明《あ》かす、睡眠中《すいみんちゅう》の脳《のう》の驚《おどろ》くべき力《ちから》

2025年 2 月28日　初版1刷発行

著者 ———— ラウール・ジャンディアル
訳者 ———— 橋本篤史《はしもとあつし》
カバーデザイン ———— 華本達哉（aozora）
発行者 ———— 三宅貴久
組版 ———— 新藤慶昌堂
印刷所 ———— 新藤慶昌堂
製本所 ———— 国宝社
発行所 ———— 株式会社光文社
〒112-8011　東京都文京区音羽1-16-6
電話 ———— 編集部 03-5395-8162
書籍販売部 03-5395-8116
制作部 03-5395-8125

落丁本･乱丁本は制作部へご連絡くだされば、お取り替えいたします。

ISBN978-4-334-10558-7 Printed in Japan